Doris Maier

DAS SEIFEN-REZEPTBUCH

Naturseifen sieden mit Ölen aus dem Küchenkastl

Entdecken Sie mehr mit der

FREYA-BÜCHER-APP!

INTERAKTIVES LESEVERGNÜGEN MIT DER FREYA-BÜCHER-APP!

Ab sofort können Sie unsere Bücher mit der kostenlosen App interaktiv entdecken. Videos, Zusatzinhalte und mehr Informationen aus den Freya Büchern steigern Ihr Lesevergnügen und bieten Ihnen faszinierende Einblicke.

So einfach geht's:

1. Laden Sie die kostenlose Freya-Bücher-App im Google Play Store oder im Apple App Store auf Ihr Smartphone oder Ihr Tablet.
2. Wählen Sie Ihr Buch aus der Liste in der Freya-Bücher-App aus und drücken Sie auf *Bild scannen*. Automatisch wird Ihre Kamera aktiviert.
3. Halten Sie Ihr Smartphone oder Ihr Tablet jeweils über die Bilder in Ihrem Buch, die mit einem kleinen Handysymbol versehen sind.
4. Dann öffnen sich die zusätzlichen interaktiven Elemente von selbst. Schon haben Sie Zugang zu weiteren Informationen und Videos aus dem Buch.

Bilder mit diesem Symbol scannen

Hinweise:

Sollten die Bilder von der App nicht erkannt werden, stellen Sie bitte sicher, dass das Buch ausreichend beleuchtet ist, und verringern Sie gegebenenfalls den Abstand zur Kamera. Ihr elektronisches Gerät muss mit dem Internet verbunden sein.

ISBN 978-3-99025-458-5

Layout: freya_art, Mag. Regina Raml-Moldovan
Lektorat: Mag. Marlies Breuss, Mag. Dorothea Forster
Weitere Mitwirkende: Sarah Maier, Paul Maier
Bildnachweis: alle Seifenfotos von Doris Maier, weitere siehe Seite 176
Hintergrundmusik Videos © Esther Abrami

printed by GPS-Group

READ GLOBAL BUY LOCAL

FSC www.fsc.org MIX Papier | Fördert gute Waldnutzung FSC® C118234

Anmerkung: *Alle in diesem Buch enthaltenen Texte, Anregungen, Tipps und Rezepte wurden mit großer Sorgfalt zusammengestellt und getestet. Dennoch kann keinerlei Haftung für etwaige Verletzungen, Verluste oder Schäden übernommen werden, die aus der Verwendung der Informationen und Produkte in diesem Buch resultieren.*

Doris Maier

Das Seifen-Rezeptbuch

NATURSEIFEN SIEDEN MIT ÖLEN AUS DEM KÜCHENKASTL

Mit vielen Videos zu den Techniken der Seifenherstellung

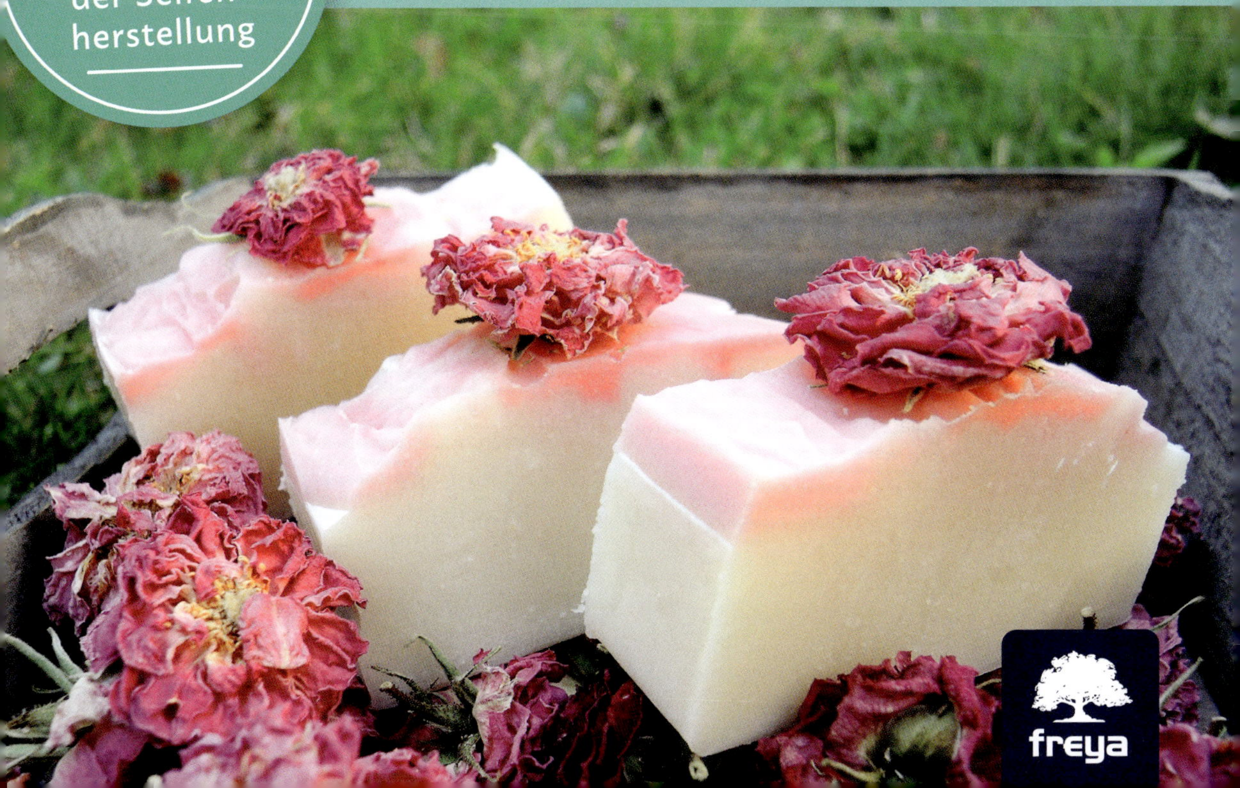

freya

INHALT

Rezepte

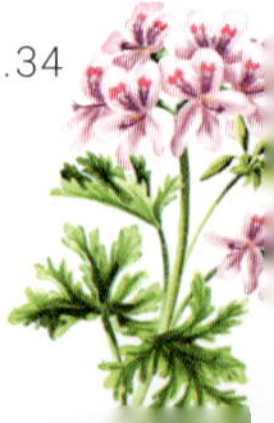

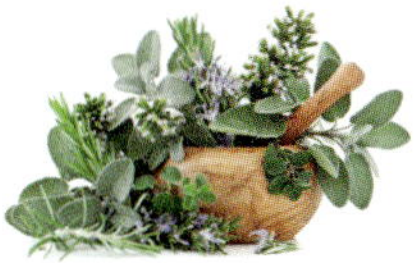

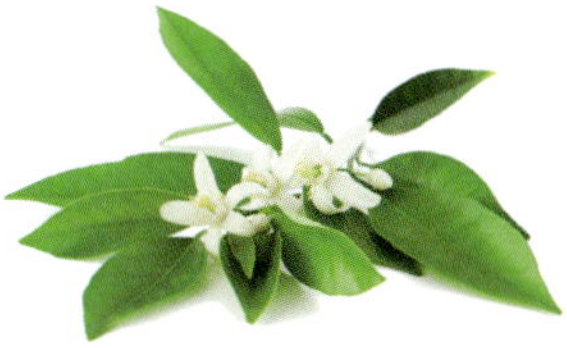

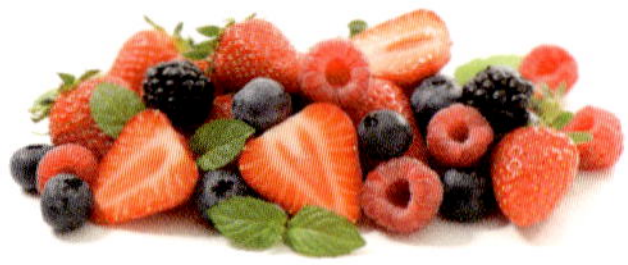

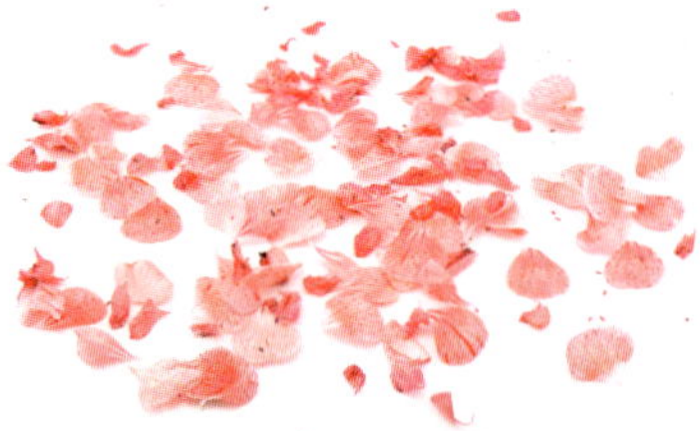

Techniken

» Videos

INHALT

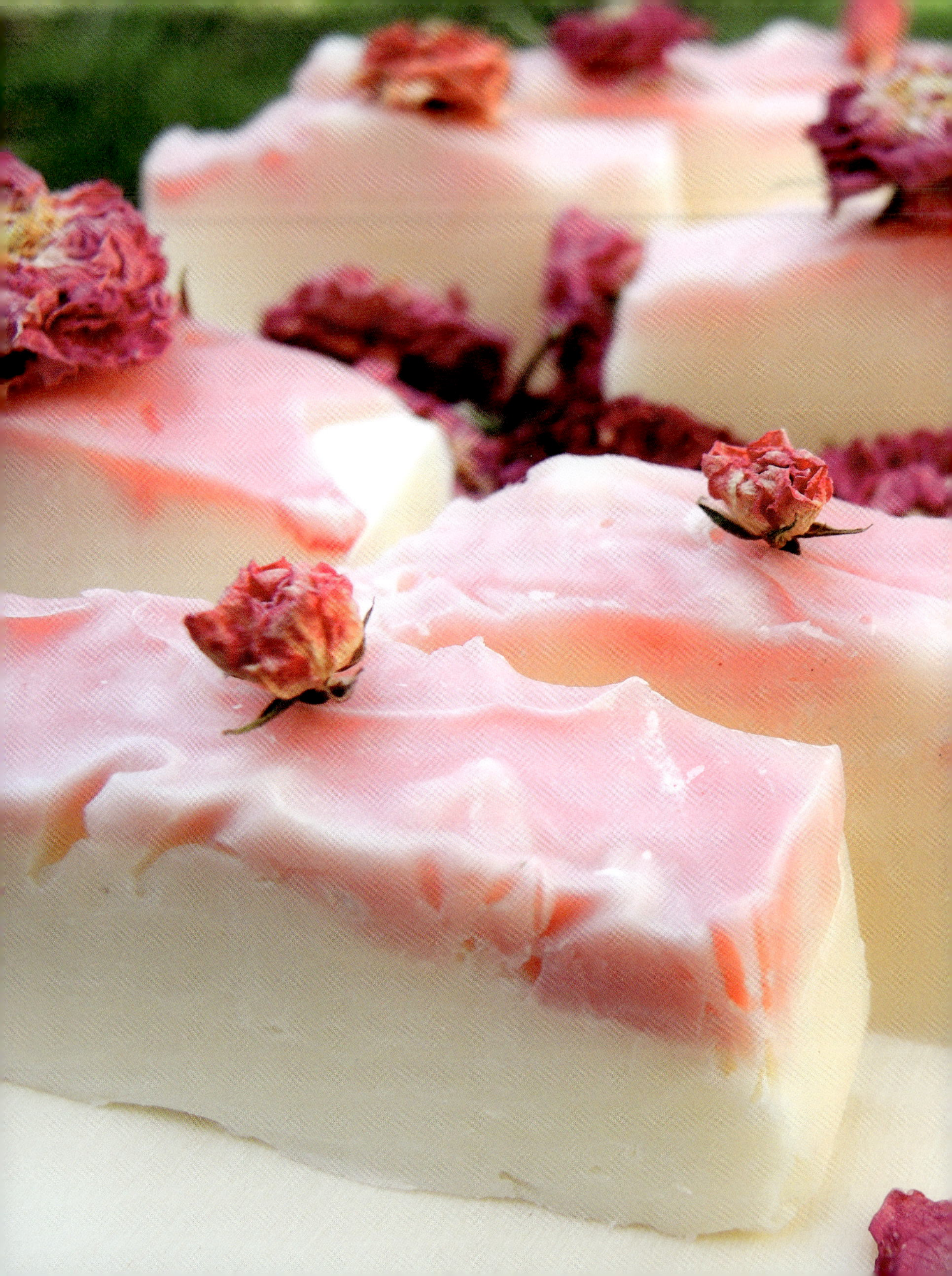

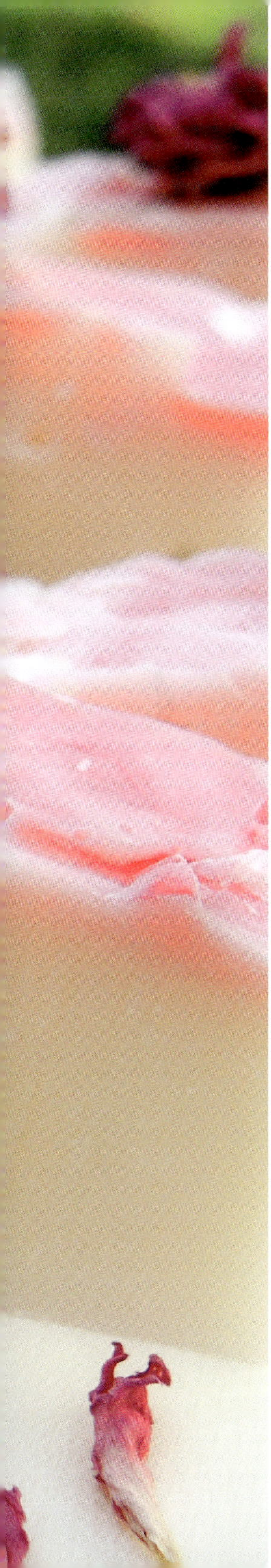

Vorwort

Bücher zum Thema Seifensieden gibt es viele. Dieses Buch aber ist besonders – es bietet zahlreiche unterschiedliche Rezepte und setzt auf die Herstellung von Seifen im Kaltverfahren. Solltest du schon mehrere eigene Siede-Versuche gemacht haben und willst du etwas Neues probieren, dann ist dieses Rezeptbuch vielleicht genau das, was du jetzt brauchst.

Hier findest du Anleitungen, die nach Zutaten geordnet sind: Milch-, Salz- und Kräuterseifen. Die Rezepte wurden auch in Anwendungsbereiche, wie Körper-, Haar- und Rasierseifen, unterteilt.

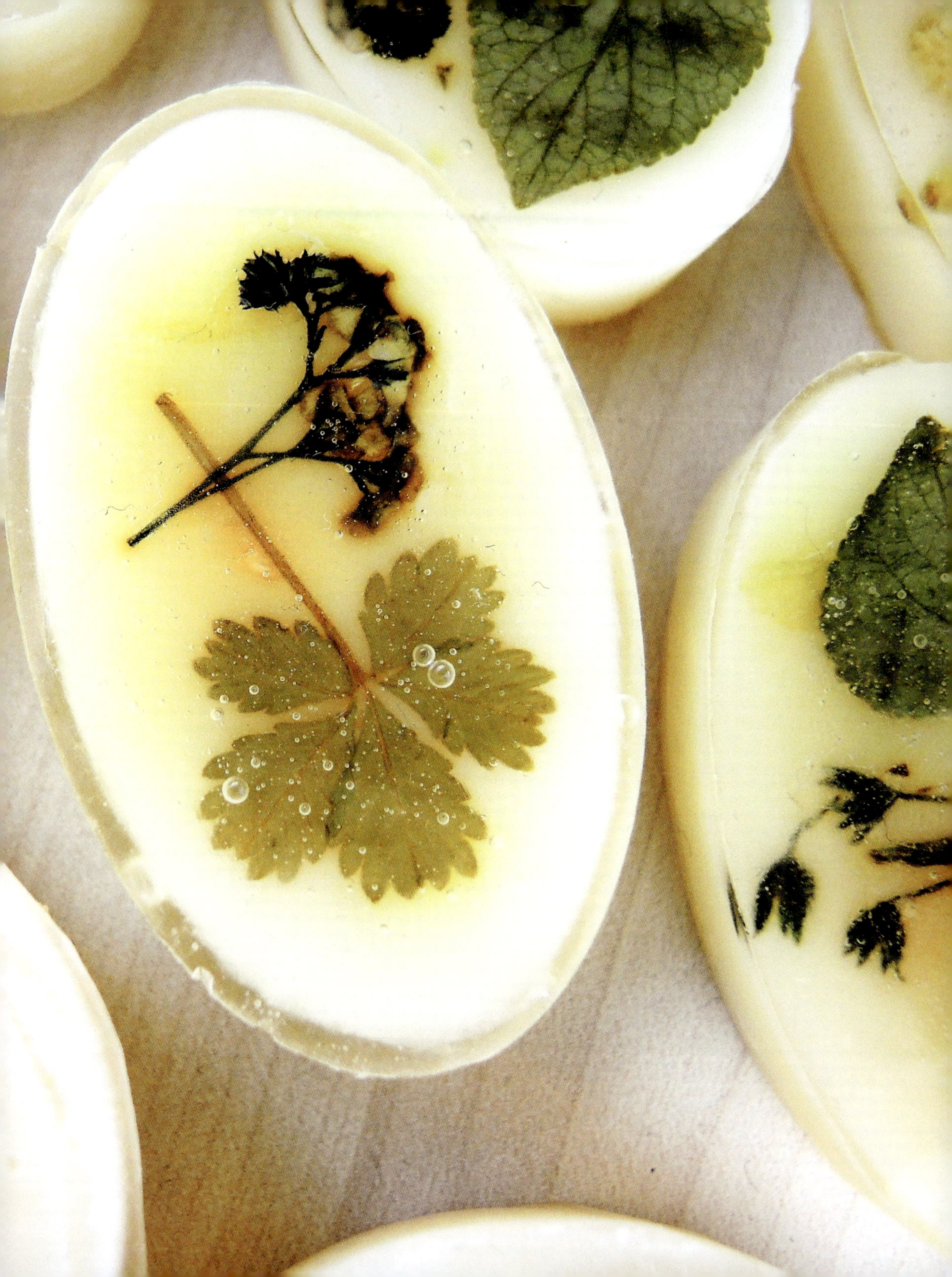

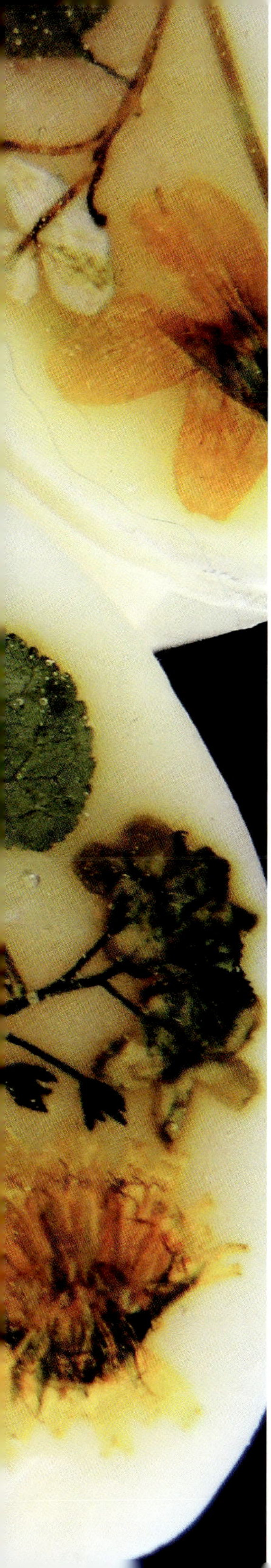

Einleitung

Meine Seifenliebe

Im Rahmen meiner Ausbildung zur diplomierten Kräuterpädagogin haben mich das Lernen über Heilkräuter in meinem Garten und die Grundzüge der Kräuterverarbeitung zunächst vorrangig beschäftigt.

Mein vertieftes Wissen gebe ich nun schon seit Jahren in Kräuterkursen an interessierte Menschen weiter.

In diesem Zusammenhang bin ich aber ebenso zum Seifensieden gekommen, auch wenn mich das echte *Seifen-Fieber* erst später so richtig gepackt hat.

Selbstversorgung ist im Trend

Seit vielen Jahren siede ich nun die Seifen für meine Familie selbst.

Anfänglich probierte ich Handwaschseifen mit meinen geliebten Kräutern und tastete mich allmählich an Rasierseifen und Haarseifen heran.

Bei meinen langen Haaren war die Umstellung auf feste Haarseife eine Herausforderung, doch ich wollte im Selbstversuch unbedingt erfahren, ob es tatsächlich funktionieren kann – und es hat geklappt.

selbst gemacht = Plastik gespart

Inzwischen hängt in unserer Dusche nur mehr ein einziges Sisal-Sackerl, gefüllt mit ganzen Seifen und allen Seifenresten der Waschbecken im Haus. Zur Resteverwertung kommt jedes noch so kleine Seifenstück in dieses Natursackerl. Das ist sehr praktisch in der Handhabung und erspart uns eine Menge Plastik, da ich kein Duschgel in Flaschen mehr einkaufen muss.

Der Gebrauch von handgesiedeter Stückseife im Haushalt und für die Körperpflege entspricht meinem nachhaltigen Lebensstil. Die damit gewonnene Freiheit und Unabhängigkeit schätze ich sehr, sie bereichert mein Leben.

Meine Lebenseinstellung

Für alle Körperbereiche habe ich passende Seifen gefunden, die bequem in der Anwendung und problemlos für die Hautpflege sind. Zugleich gelingt ein großer Schritt in Richtung *No Waste*.

Seifensieden passt einfach perfekt zum Thema Nachhaltigkeit und Umweltschutz. Alle Rezepte sind daher selbstverständlich auch frei von Mikroplastik.

Mittlerweile habe ich den Anspruch, durch mein Handeln, so gut es geht, unsere schöne Welt für meine Kinder und Enkelkinder zu erhalten. Ich bin beinahe täglich mit dem Fahrrad unterwegs und setze beruflich und im Urlaub aufs Bahnfahren. Der Einsatz der sorgfältig ausgewählten Seifenzutaten ist daher ökologisch gut vertretbar, sie verringern sogar in vielen Fällen den persönlichen ökologischen Fußabdruck.

Nun öffne ich gerne mein Seifenkisterl für dich.

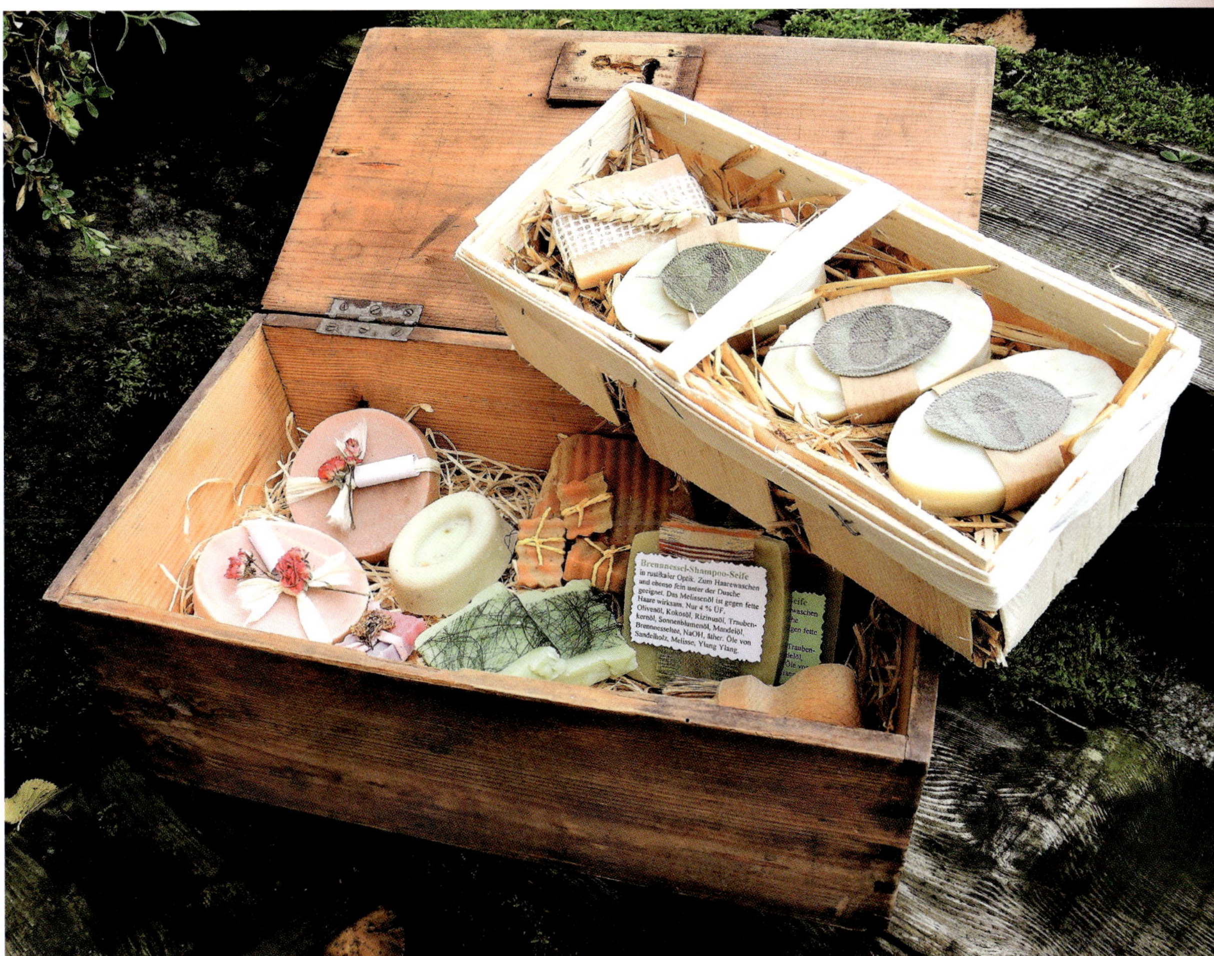

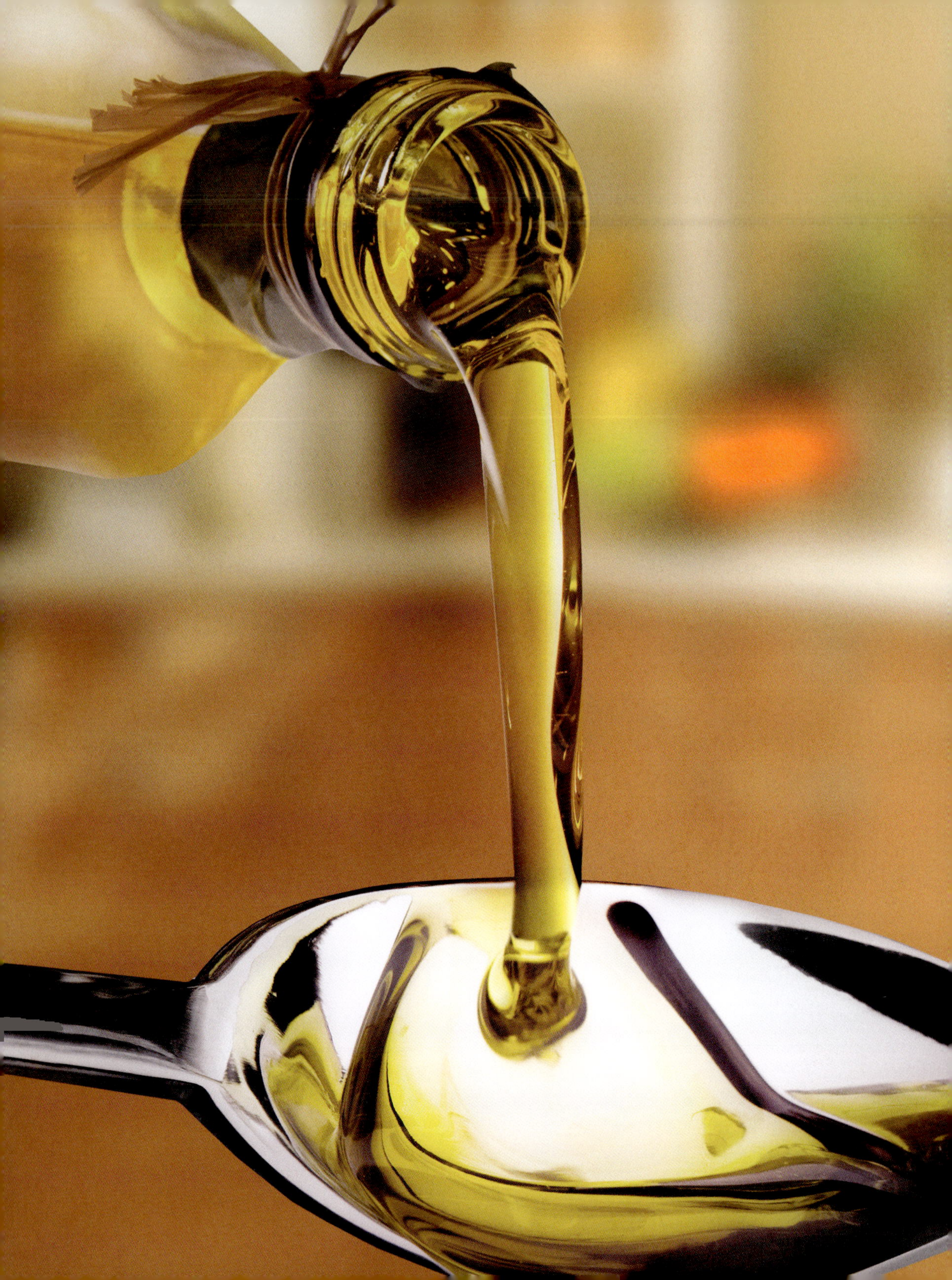

Naturseife

Anfänglich traf ich meistens auf Rezepte, die Palmöl enthielten. Das störte mich gewaltig, denn die damit verbundenen vielfältigen negativen Auswirkungen wollte ich auf keinen Fall unterstützen.

Palmöl und Palmkernöl musste ich daher aus allen Rezeptvorschlägen verbannen. Zu diesem Zweck waren einzelne Zutaten auszutauschen.

Das stellte anfangs eine Herausforderung dar und führte zu einigen Versuchen, die nach Rückmeldungen aus meiner Familie schließlich gelangen. In diesem Buch findest du nur palmölfreie Rezepte, die ich bereits verseift habe.

„Naturseifen sieden mit Ölen aus deinem Küchenkastl" – was bedeutet das konkret?

Pflanzliche Öle

Mein Zugang als Kräuterpädagogin ist immer: Es muss einfach sein und unkompliziert. Einfach im Verstehen und unkompliziert in der Durchführung.

Und: Ich verarbeite am liebsten das, was sowieso schon da ist!

In unserem Zusammenhang sind das gebräuchliche Öle, die in heimischen Küchen meistens bereits vorhanden sind, wie zum Beispiel Kokosfett und Sesamöl. Zu den leicht zu beschaffenden Ölen zähle ich Oliven- und Mandelöl aus dem mediterranen Süden.

Aus der Naturkosmetik sind Sheabutter und Kakaobutter geläufig, deren Anbaugebiete jedoch weit entfernt liegen. Dein bewusster Blick sorgt für die richtige Entscheidung beim Kauf dieser beiden essbaren Butterarten, gute Qualität ist unabdingbar.

Viele andere Öle, wie Sonnenblumenöl und Rapsöl, sind inzwischen in Bioqualität vom Biohof aus deiner Region zu beziehen.

Mittlerweile wird auch Reis bereits in Österreich angebaut, vielleicht gibt es ja in Zukunft sogar heimisches Reiskeimöl.

Maiskeimöl ist relativ leicht zu besorgen, wohingegen man für Weizenkeimöl in gut sortierte Geschäfte gehen muss.

Die mehr oder weniger ausgefallenen und daher teuren Öle, wie Traubenkern-, Mohnsamen- und Avocadoöl, sind meistens in den Rezepturen nur in kleinsten Mengen notwendig. Ihre Verwendung kann reizvoll sein, wenn du zum Beispiel eine besonders luxuriöse Seife für einen besonderen Anlass herstellen möchtest. Für Alltagsseifen jedoch sind sie nicht notwendig; dasselbe gilt für Macadamianussöl oder Arganöl.

Bei der Verwendung von Haselnuss- oder Walnussöl ist auf mögliche Allergien zu achten. Für ihren Einsatz als Seifenzutat spricht die traditionelle Erzeugung in heimischen Ölmühlen.

In den meisten Küchen stehen Leinöl, Hanföl und eine Literflasche Kürbiskernöl im Kühlschrank. Die beiden erstgenannten Öle verwende ich nicht, da sie zu weiche Seifen erzeugen. Das Kürbiskernöl hingegen ergibt feste Seifen und färbt sogar ein bisschen grün. Alles, was nicht mehr für die Seifenherstellung benötigt wird, landet zweckmäßigerweise wieder auf dem Salat.

Mein wichtigstes Anliegen ist es, dir zu zeigen, dass die *Öle aus deinem Küchenkastl* brauchbare Zutaten sind.

Das Olivenöl, das du zum Backen und Braten nimmst, kann genauso gut in deine Seife gelangen. Mit den anderen Ölen, bestenfalls sind sie heimisch und haben kurze Transportwege, verhält es sich gleich. Alles, was du essen würdest, darf auch auf deine Haut.

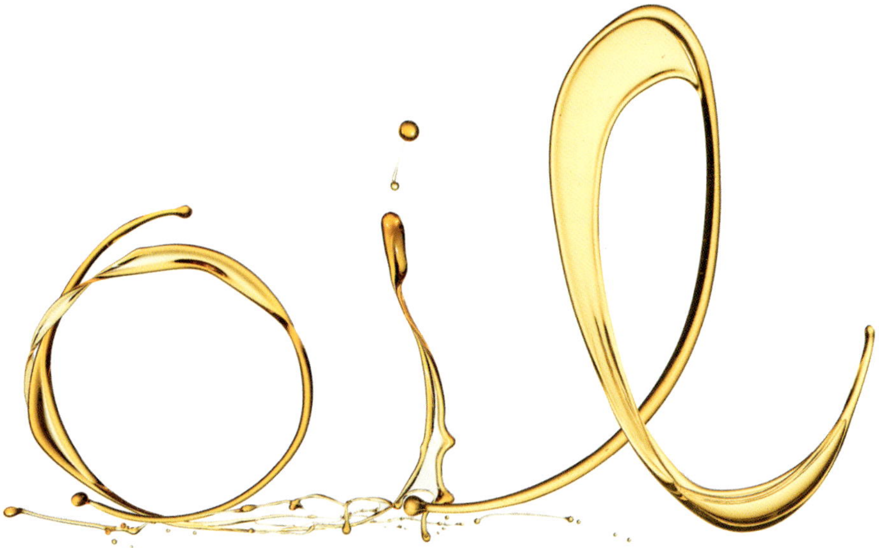

Tierische Fette

Ein eigener Zugang ist die Verwendung von Schweineschmalz und Rindertalg. Früher hat man das Fett verseift, das man am Bauernhof selbst zur Verfügung hatte – und das waren nun mal Schweineschmalz oder Rindertalg.

Heute muss die Frage nach der Verwendung von tierischen Fetten persönlich beantwortet werden.

Auch hier ist zu überlegen: heimische Zutaten, kurze Transportwege, biologisch hergestellt?

Die hervorragenden Eigenschaften dieser beiden tierischen Fette haben mich begeistert. Aufgrund der hellen und festen Seifen, die sich daraus ergeben, habe ich das Palmöl in meinen Rezeptvorschlägen meistens durch dieselbe Menge Schweineschmalz ersetzt. Das funktioniert immer. Man muss nur die NaOH-Menge neu berechnen. Vegan sind sie freilich nicht.

Qualität

Bleibt noch die Frage, ob die Fette aus konventioneller oder biologischer Erzeugung stammen sollen bzw. ob sie kalt gepresst sein müssen. Hier sind die Entscheidungskriterien der Umwelt- und Naturschutz.

Fest steht, dass die unterschiedlichen Herstellungsprozesse Farbe und Duft der Öle bestimmen. Insofern weisen die flüssigen Öle recht unterschiedliche Farben auf, das reicht von Blassgelb über leuchtendes Gelb bis zu intensivem Grün. Die Grundfarbe deiner Öle beeinflusst nämlich den Farbton deiner fertigen Seife. Nur helle Öle ergeben eine weiße Seife.

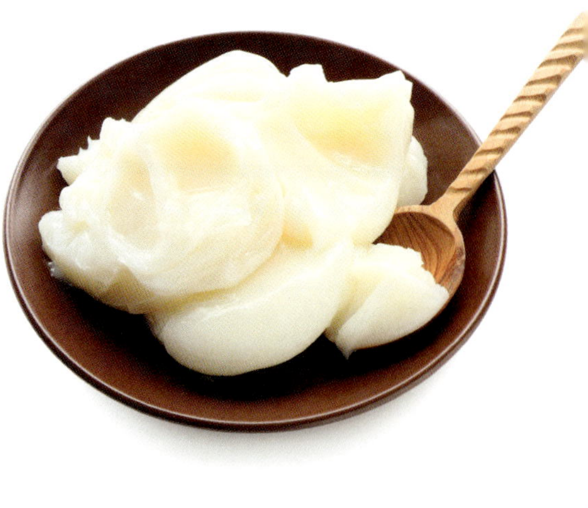

Der Eigengeruch spielt ebenso eine Rolle. Wenn der Duft von Sesamöl in deiner Seife mit anderen Zutaten harmoniert, so ist das durchaus erlaubt. Wenn der intensive Geruch jedoch stört, so bleibt nur der Griff zu raffiniertem Sesamöl.

Ebenso haben Sheabutter und das fette Lorbeeröl einen gewöhnungsbedürftigen Eigengeruch.

Der Duft von nativem Kokosöl wird meist als angenehm empfunden.

Bio oder konventionell?

Wenn du der Ansicht bist, dass das bisschen Seife ohnehin wieder von der Haut abgespült wird, so dürfte konventionell reichen. Wenn du die Meinung vertrittst, dass durch die Rückfettung ein feinster Ölfilm auf der Haut bleibt bzw. immer ein Teil der Inhaltsstoffe durch die Haut in den Körper gelangt, so wirst du wohl auf Bioware zurückgreifen.

Wirf hierfür nochmal einen Blick in deinen Küchenkasten.

Alles, was du essen würdest, darf auch auf deine Haut. Es ist im Grunde genommen wirklich einfach!

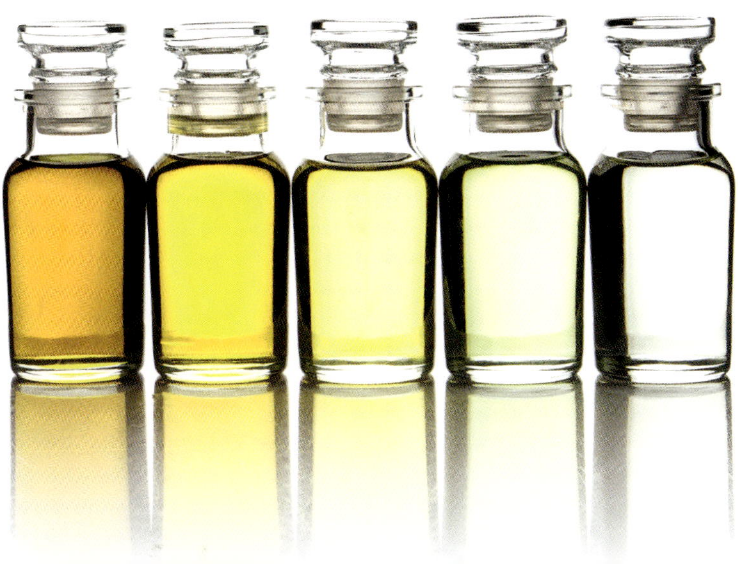

Aussehen

Ich liebe Seifen, die natürlich wirken. Anfänglich färbte ich mit gekauften Farbpulvern, das ergibt ziemlich bunte und fröhliche Seifen. Noch heute halte ich Micas und Eisenoxyd für geeignet.

Inzwischen reicht mir die kleine Zugabe eines Kräuterpulvers, idealerweise aus dem eigenen Garten – getrocknet und fein gemörsert.

Sehr gut geeignet sind auch verschiedene Gewürz-Pulver aus der Küche, z. B. Paprika, Zimt, Kakao und Kurkuma.

So nebenbei bemerkt: Es gibt bereits frisches heimisches Kurkuma, das viel intensiver färbt als seine Import-Version.

Lagerung

Feste Stückseife ist einfach zu lagern. Während der Trocknungszeit soll die Luft rundherum gut zirkulieren können. Das dauert meist vier bis sechs Wochen. Danach können die Stücke enger gelegt oder gestapelt werden.

Immer wieder bin ich begeistert, wie die Qualität der Seifen mit längerer Lagerzeit zunimmt. Auch richtig alte Seifenstücke, die nach zwei Jahren als Deko ausgedient haben, schäumen ergiebig.

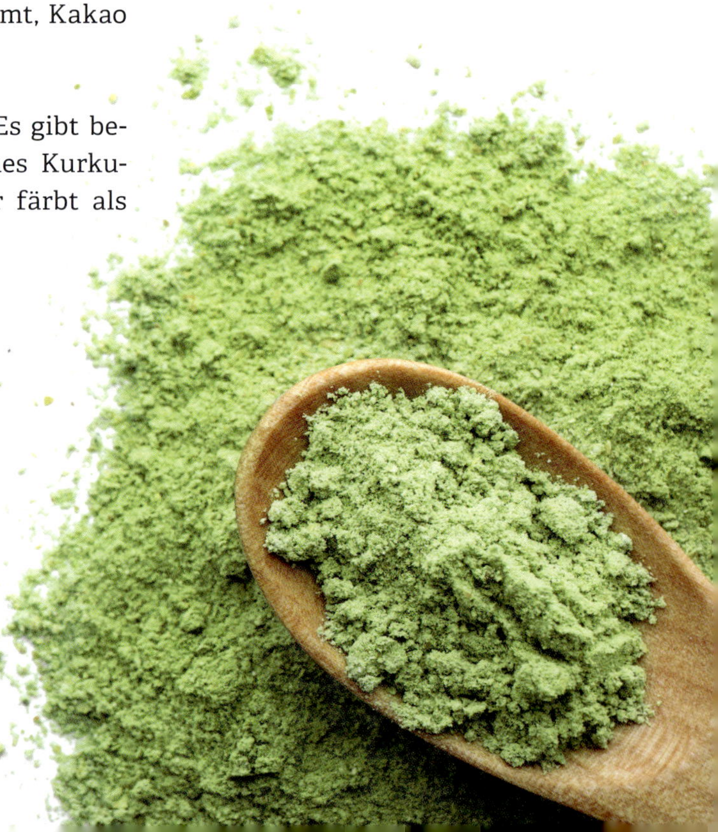

Dekoration

Zur größeren Freude sollen Seifen auch noch ansprechend aussehen. Ich verziere jedes einzelne Seifenstück, so habe ich immer ein selbst gemachtes Geschenk zur Hand. Besonders mit ganzen Blüten von Rose, Lavendel und Ringelblume kann man die fertigen Naturseifen hübsch dekorieren, das macht sie zu besonders edlen und kostbaren Einzelstücken!

Eine Verzierung mit der Schale von Orange, Zitrone und Grapefruit sowie Rindenstücken und Getreideähren wirkt sehr natürlich.

Und das beste Argument: Es braucht keine weitere Verpackung!

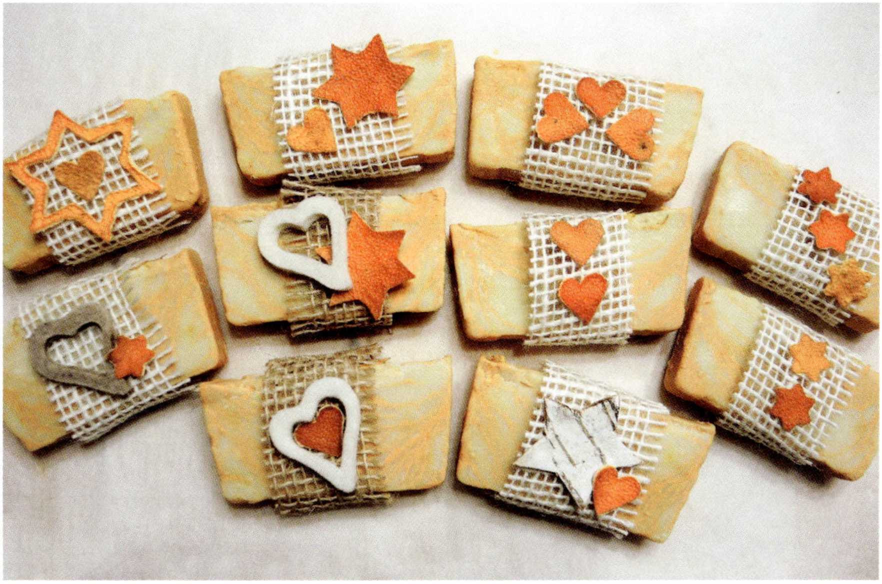

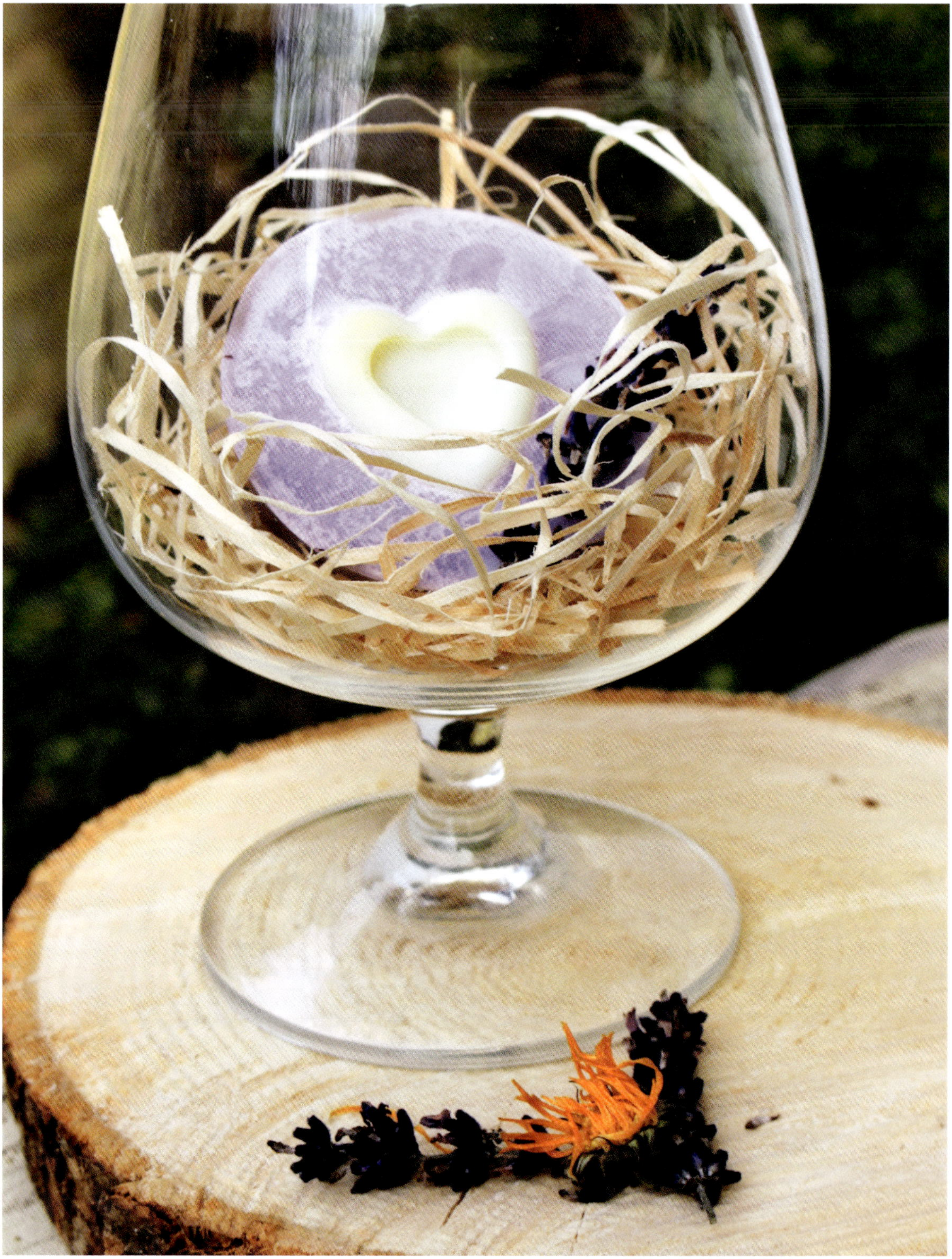

Gute Duftkombinationen

Zitronig

- 5 g Grapefruit
- 4 g Limette oder Litsea
- 1 g Petitgrain

Minzeduft

- 5 g Pfefferminze
- 4 g Cajeput
- 1 g Thymian

Krautiger Duft

- 5 g Rosmarin
- 5 g Salbei

Orangenduft

- 6 g Orange
- 3 g Mandarine
- 1 g Bergamotte

Kräuterduft

- 5 g Thymian
- 5 g Wacholder

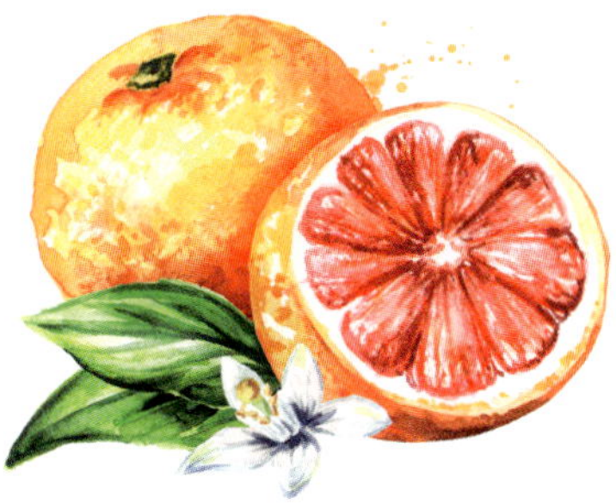

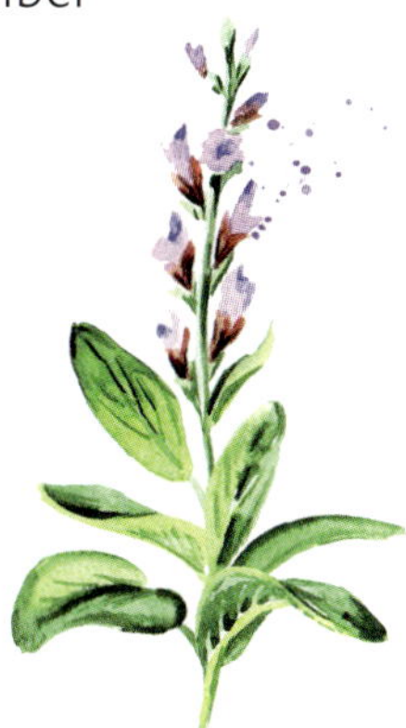

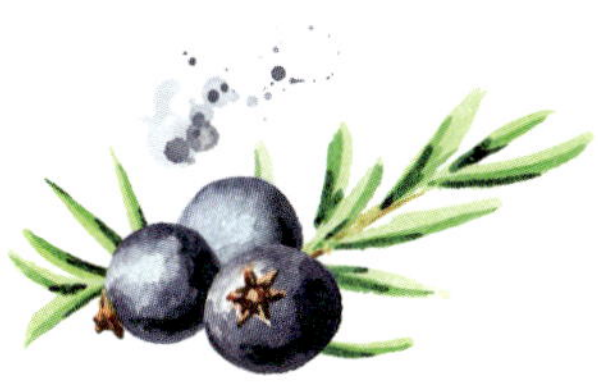

Rezepte

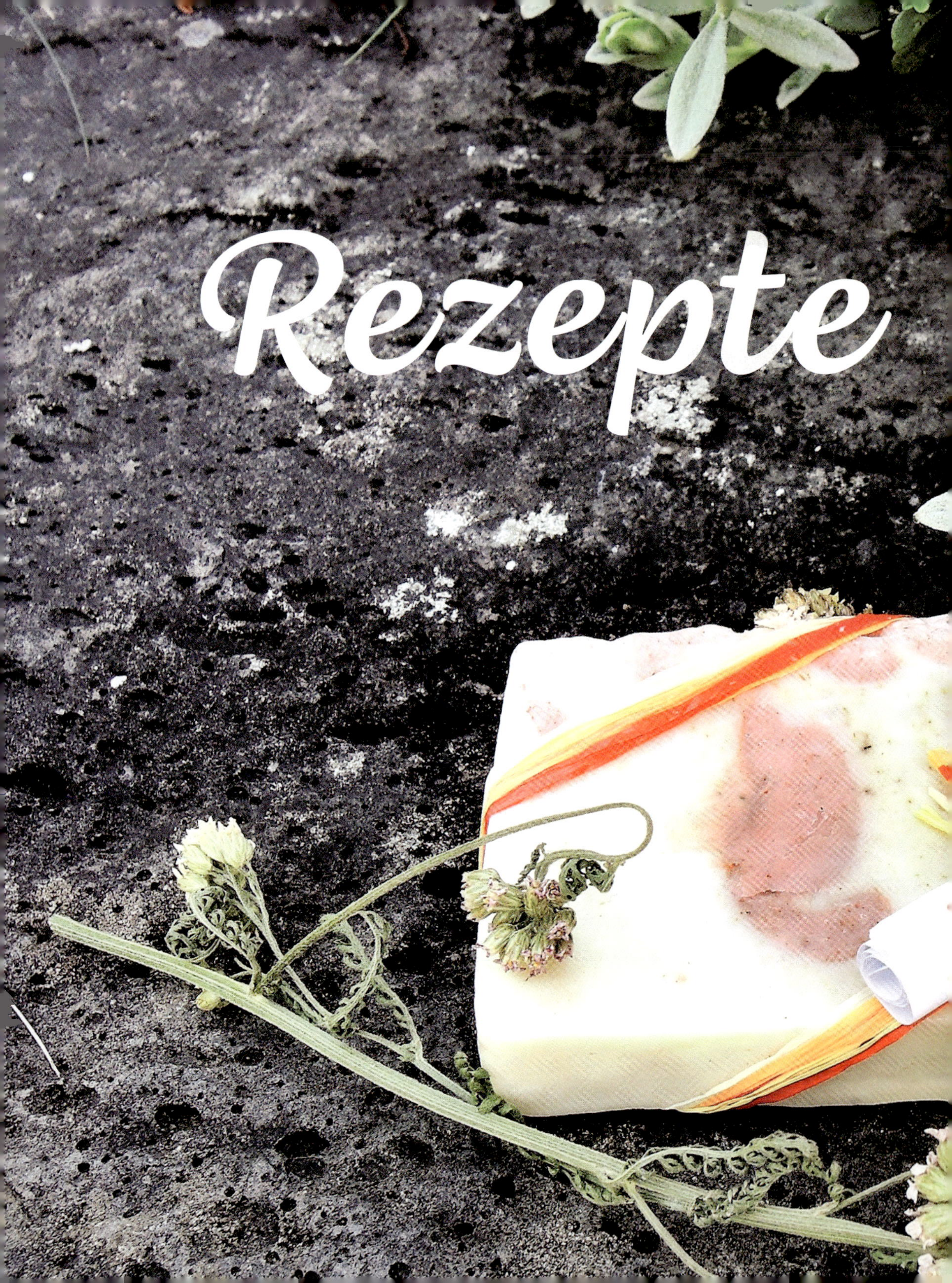

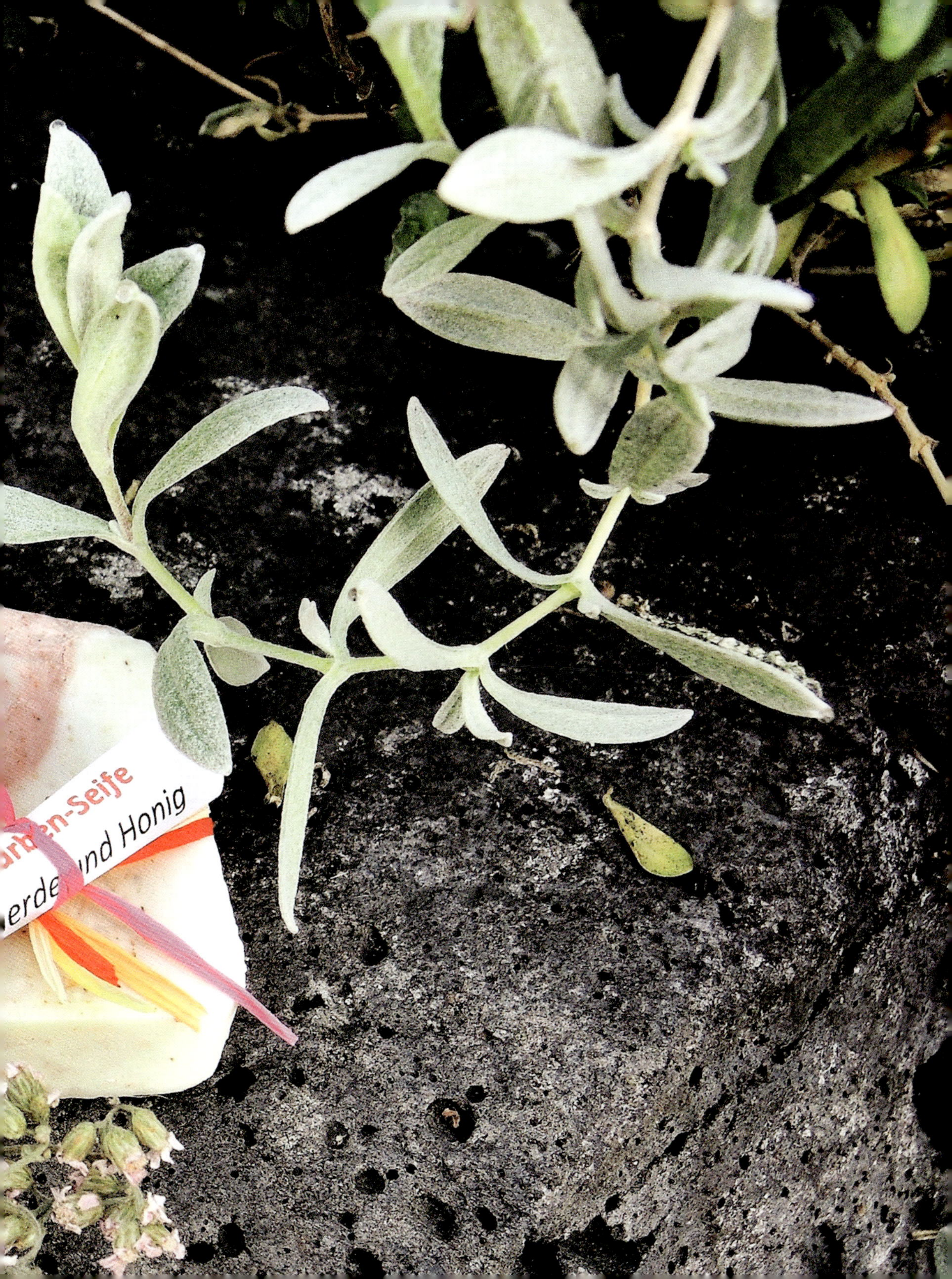
arben-Seife
erde und Honig

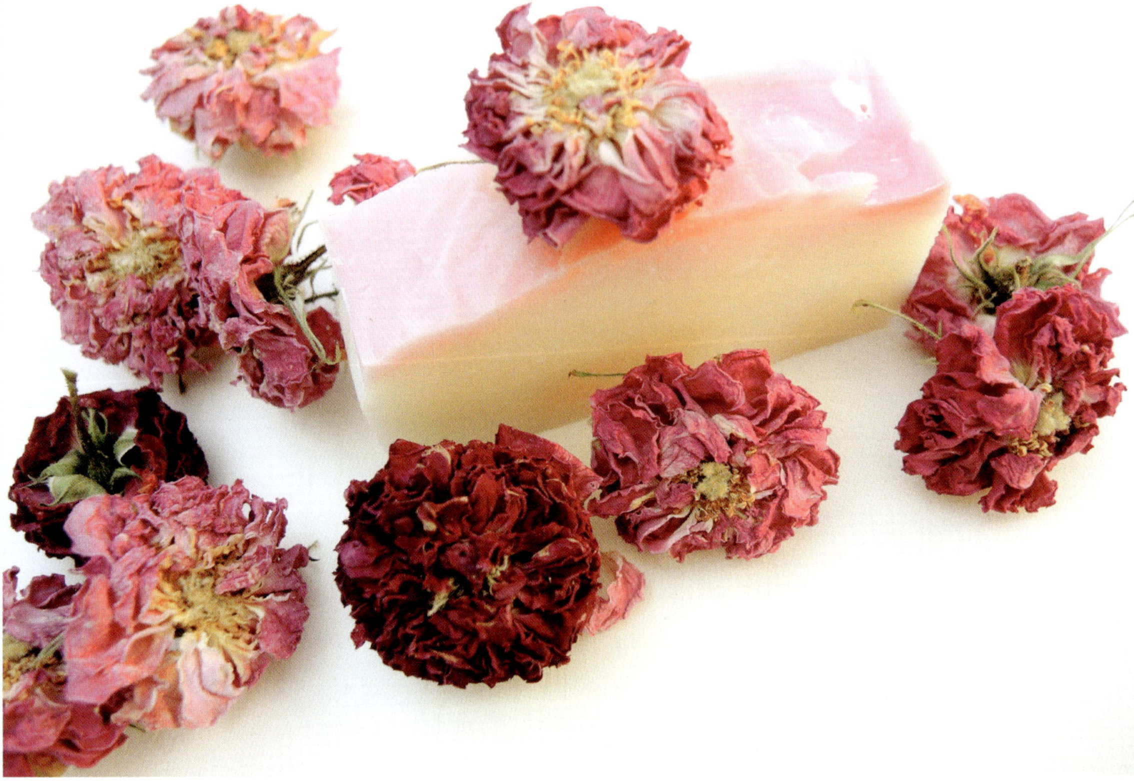

Grundrezepte

Die folgenden Seifen bestehen aus gerne verwendeten Grundrezepten. Sie sind sehr beliebt, einfach herzustellen und mit Kräutern, Farben und Düften immer neu abwandelbar.

Beim Seifenrühren bitte immer auf die Einhaltung der Sicherheitsbedingungen achten.

Rosenseife I

300er-
Grundrezept mit
Schweineschmalz

Das ist ein einfaches 300er-Basisrezept.

- 300 g Olivenöl
- 300 g Rapsöl
- 300 g Kokosöl
- 300 g Schweineschmalz
- 400 g Wasser
- 168 g NaOH ÜF 5 %
- 20 g äther. Öl Rosengeranie
- 10 Tr. äther. Öl Patchouli zum Fixieren
- 20 Tr. öllösliche Farbe Karminrot

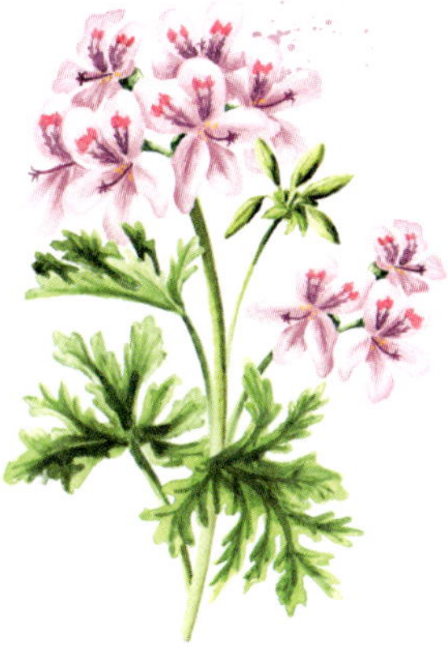

- Das ätherische Rosenöl kommt in den gesamten Seifenleim.

- Den Seifenleim nach Wunsch teilen.

- Für einen edleren Effekt kann man auch nur einen winzigen Teil rot einfärben. Das öllösliche Karminrot ergibt einen etwas gedämpften Farbton, er hängt von der Grundfärbung der Basisöle (gelb oder eher grünlich) ab.

33er Grundrezept

Wilde Malve

Das 33er-Rezept ist ebenfalls ein bekannter Klassiker und gelingt garantiert.

- 330 g Kokosfett
- 330 g Olivenöl
- 330 g Rapsöl
- 140 g NaOH ÜF 6 %
- 330 g Wasser
- 1 Handvoll Malvenblüten
- 1 TL rosa Tonerde
- 10 g äther. Öl Geranium

TIPP
Mit einem kräftigen Farbpulver werden stärkere Kontraste gesetzt.

- Zum Andicken kommen sofort die frischen Malvenblüten, idealerweise ohne die grünen Kelchblätter, in den Seifenleim. Sie werden durch den Stabmixer optimal zerkleinert. Malvenblüten ergeben in der fertigen Seife ein gedämpftes *Braunrosa*.
- Mit rosa Tonerde kann ein Teil des Seifenleims hellrosa gefärbt werden.
- Getrocknete ganze Malvenblüten sind eine hübsche Dekoration auf den fertigen Seifenstücken.

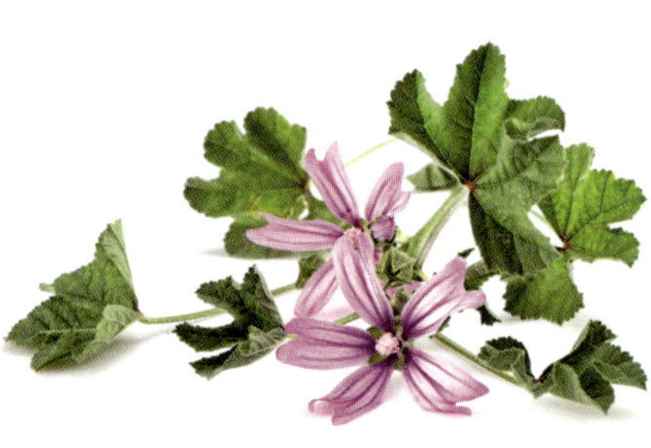

25er Grundrezept

Wiesenkräuter-Seife I

Dieses 25er-Rezept ist Grundstandard in der Seifenherstellung.

Bei meinen Wiesenseifen entscheide ich mich gerne für bunte Kräutermischungen. Ich nehme, was gerade an getrockneten Kräutern vorrätig ist.

- 125 g Kokosfett
- 125 g Kakaobutter
- 125 g Olivenöl
- 125 g Sonnenblumenöl
- 168 g Kräutertee
- 68 g NaOH ÜF 8 %
- 20 ml Parfumöl Wiesenkräuter
- 1 TL gemahlenes Kräuterpulver

· Diese Kräuterpaste im Puddingstadium rasch einrühren und sofort abfüllen, da jedes Parfumöl aufgrund des enthaltenen Alkohols den Seifenleim blitzschnell andickt.

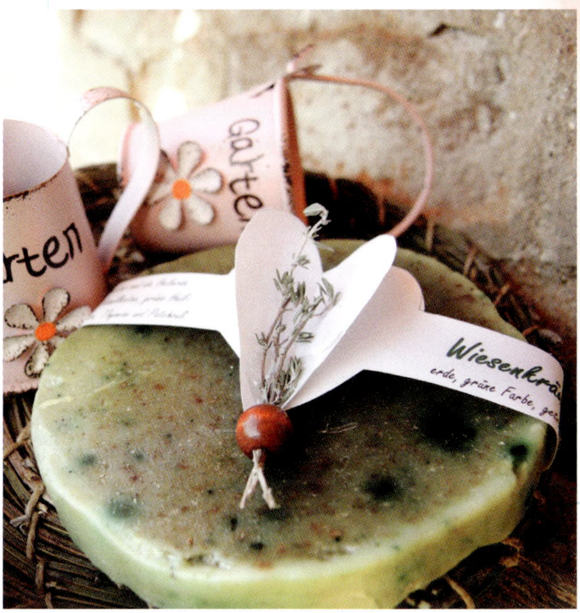

MEIN TIPP

Mahle getrocknete Kräuter vom „Maria-Himmelfahrt-Kräuterbuschen" und tropfe das Parfumöl direkt dazu. Diese Kräuterpaste darf ruhig einige Stunden durchziehen, dadurch hält sich der Duft in der fertigen Seife besser.

25er Grundrezept

Salbei-Thymian-Seife

Auch das ist ein 25er-Rezept, jedoch mit anderen Basisölen.

- 125 g Kokosfett
- 125 g Kakaobutter
- 125 g Rapsöl
- 125 g Mandelöl
- 168 g Salbeitee
- 68 g NaOH ÜF 8 %
- 1 EL Thymian gemahlen
- 5 g äther. Öl Salbei
- 5 g äther. Öl Thymian

· Den Salbeitee nur kurz ziehen lassen, damit er nicht zu dunkel wird. In den Kühlschrank stellen und kalt verwenden.

· Den gemahlenen Thymian mit den ätherischen Ölen übergießen und ziehen lassen.

Diese Seife duftet intensiv nach Kräutern.

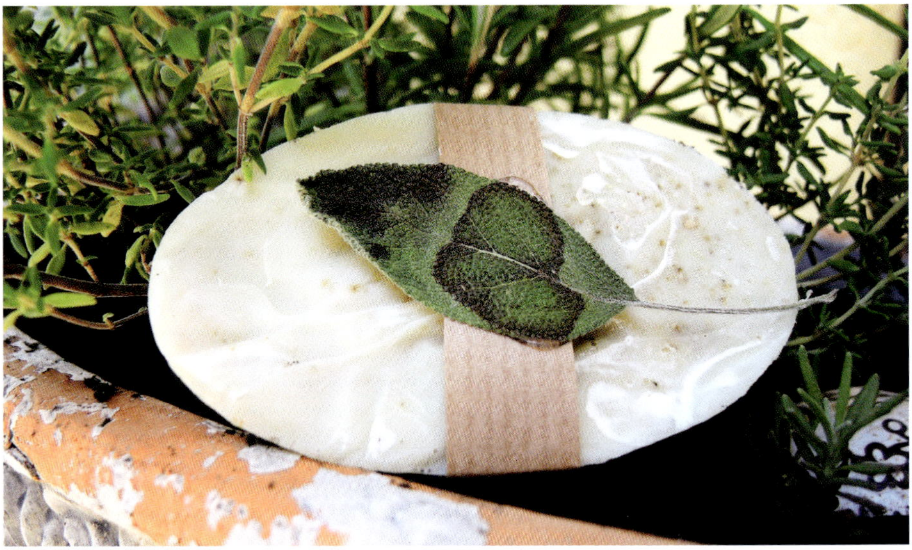

Grundrezept

Pfefferminzseife

Dieses Basisrezept wird mit einer kleinen Menge Kakaobutter gemacht. Es ergibt eine feste Seife mit cremigem Schaum.

- 143 g Rapsöl
- 143 g Schweineschmalz
- 107 g Kokosöl
- 77 g Olivenöl
- 30 g Kakaobutter
- 168 g Wasser
- 68 g NaOH ÜF 7 %
- 8 g äther. Öl Pfefferminze
- 2 g äther. Öl Wacholder
- 5 g äther. Öl Rosmarin
- 1 EL blaue Heilerde
- 1 TL Farbe Blau

· Die blaue Heilerde kann mit dem Stabmixer in den gesamten Seifenleim gerührt werden, dann entsteht nur eine blasse Farbe. Zur intensiveren Färbung kann ein Teil zusätzlich mit blauem Farbpulver gefärbt werden.

Dieses Rezept eignet sich bestens für Einzelförmchen.

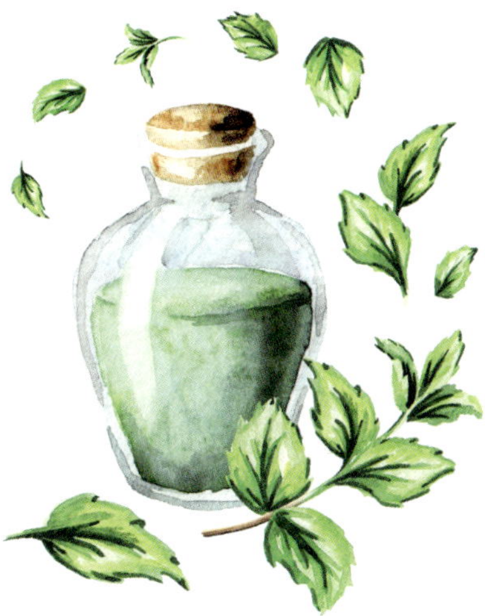

Olivenöl-Seife

Die meisten Olivenölseifen erreichen frühestens nach einem halben Jahr die beste Qualität. Sie schäumen dann erst richtig gut. Hier verbessern das Rizinusöl und Kokosfett die Schaumeigenschaften.

- 360 g Olivenöl
- 120 g Kokosöl
- 20 g Kakaobutter
- 20 g Rizinusöl
- 160 g Wasser
- 70 g NaOH ÜF 7,5 %
- 1 TL rotes Farbpulver
- 4 g äther. Öl Quendel
- 4 g äther. Öl Teebaum
- 4 g äther. Öl Zimtrinde

· Diese ätherische Ölmischung erinnert an Marzipan.

Selbst nach zwei Jahren sind diese Seifen keine Spur ranzig und noch immer schön fest.

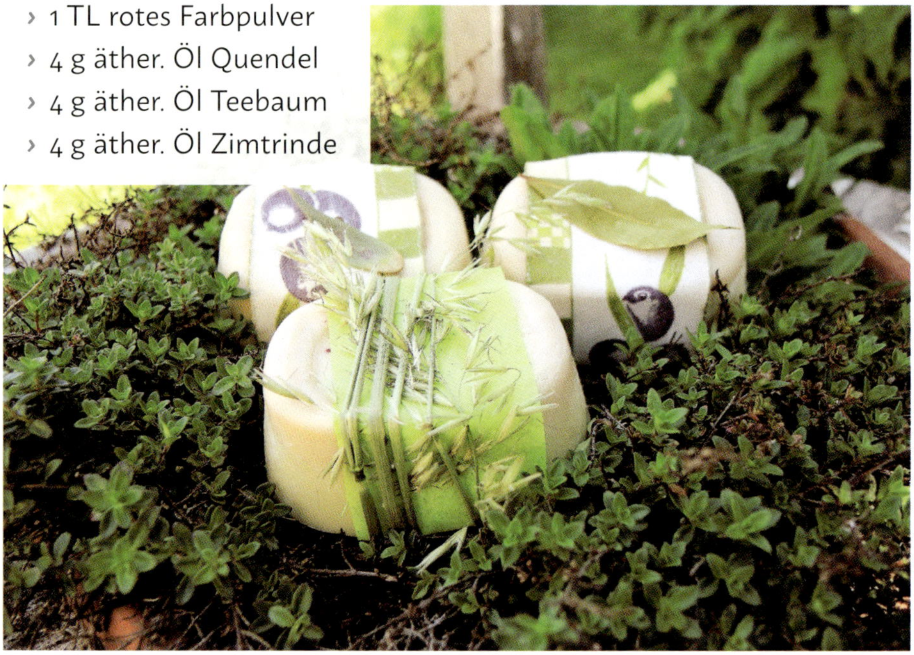

Rokoko-Seife

Dieses einfache Grundrezept besteht nur aus zwei Fetten. Der Name ist ein Wortspiel aus Rose und Kokos.

- 250 g Kokosöl
- 250 g Olivenöl
- 74 g NaOH ÜF 7 %
- 168 g Wasser
- 15 g äther. Öl Rosengeranie
- 1 TL Micas pink
- ½ TL Kokosraspel

· Je nach Farbe des Olivenöls wird der Seifenleim weiß oder naturfarbig. Einen Teil pink färben.

· In den ungefärbten Teil kann man ein paar Kokosraspeln unterheben oder diese einfach darüberstreuen.

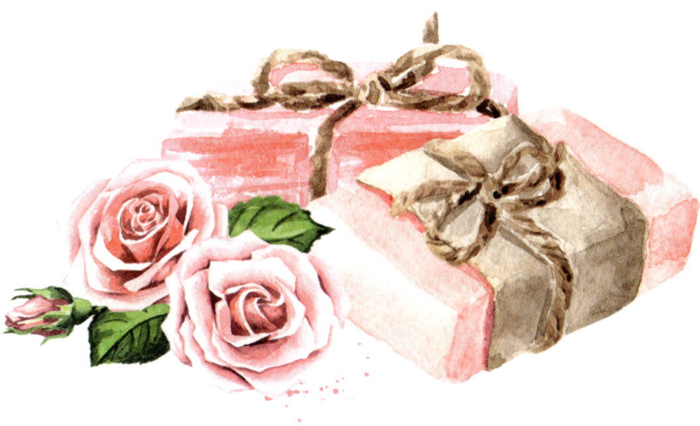

Grundrezept mit Kakaobutter

Kokosseife

Für kleine Kakaobutter-Vorräte ist dieses Grundrezept ideal.

- 225 g Kokosfett
- 25 g Kakaobutter
- 250 g Olivenöl
- 72 g NaOH ÜF 8 %
- 168 g Wasser
- 10 ml Parfumöl Kokos
- 1–2 EL Kokosraspel
- Ev. 1–2 EL Micas weiß oder blau

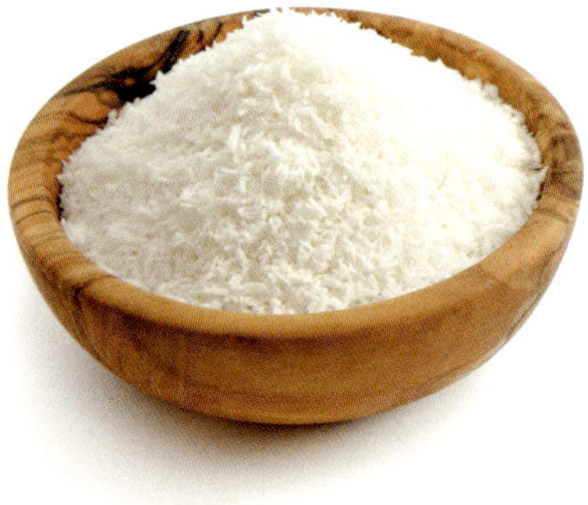

- Die Kokosraspeln werden zum Schluss unter einen Teil der Seifenmasse gerührt. Das ergibt bei der fertigen Seife einen leichten Peelingeffekt auf der Haut.

- Nach Wunsch kann die Seife zusätzlich weiß oder blau gefärbt werden.

- Da Parfumöle meist Alkohol enthalten, dicken sie den Seifenleim schnell an. Darum gibt man den Duft erst zum Schluss dazu und muss den Seifenleim dann zügig in die Förmchen füllen.

Diese Seife schäumt wunderbar!

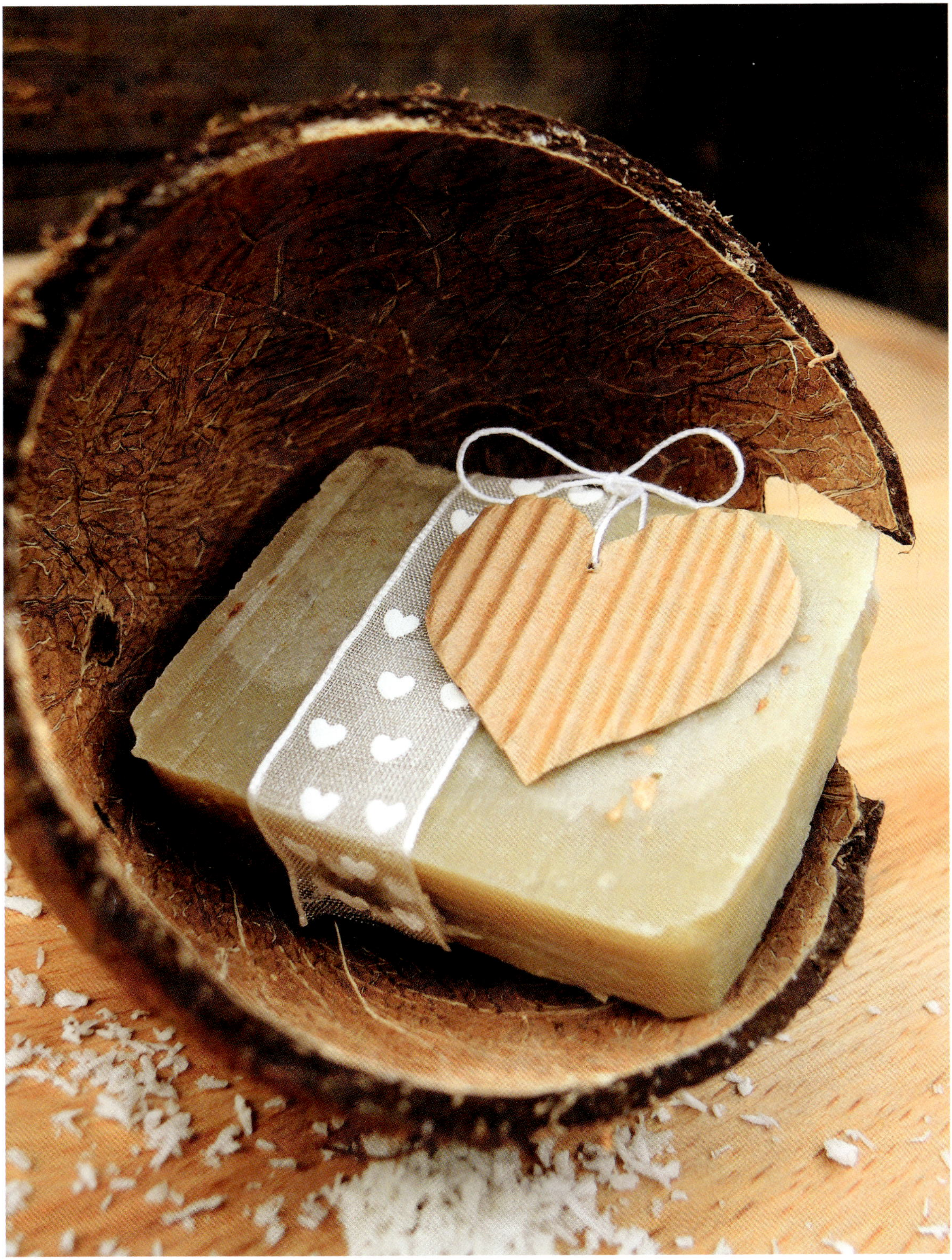

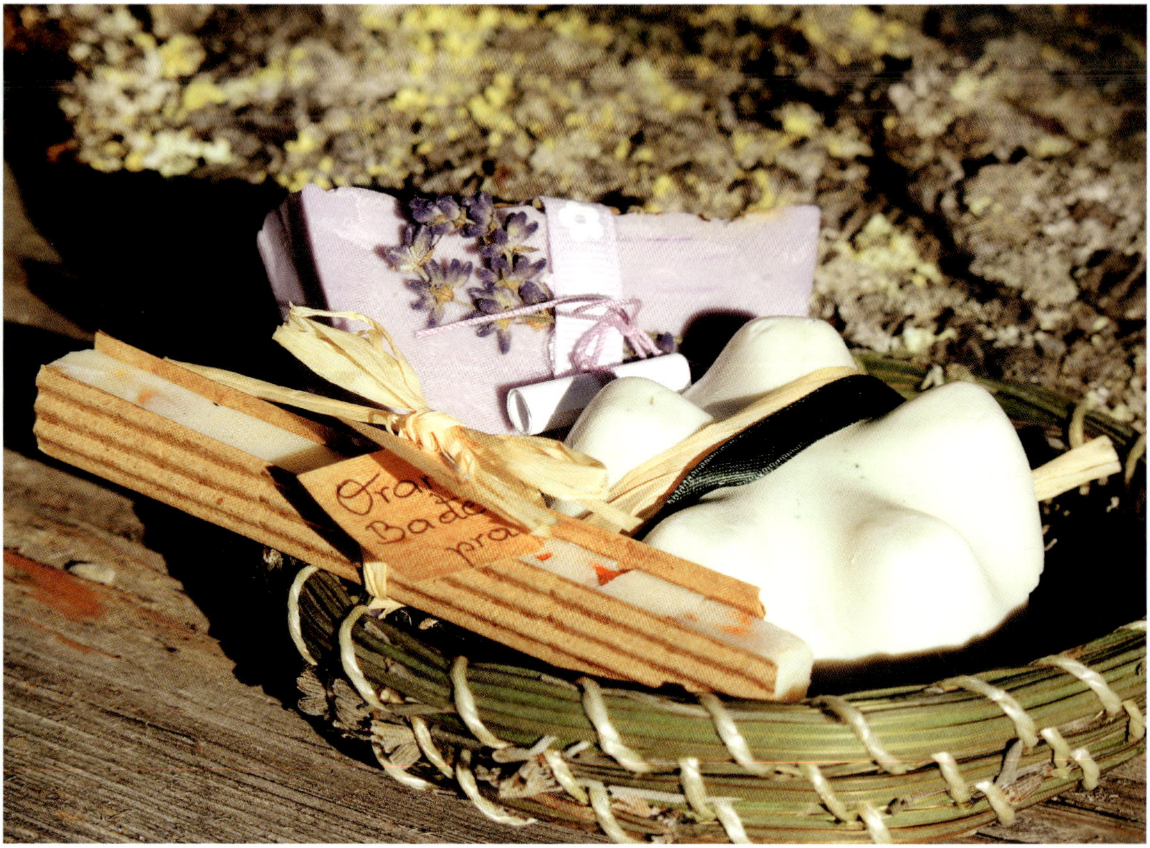

Kräuter- und Blütenseifen

Die Kräuter aus dem eigenen Garten sind gut für die Seifenherstellung geeignet. Man kann sie in der Wasserphase, in der Fettphase und im sogenannten Puddingstadium verarbeiten.

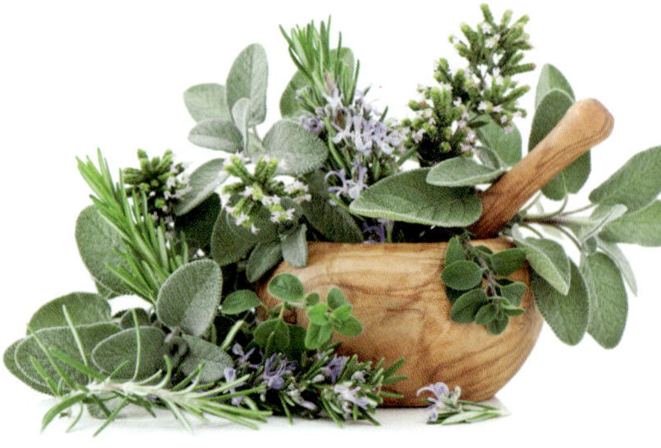

Wasserphase

Mit den Blättern und Blüten wird idealerweise ein Tee angesetzt, der unbedingt gekühlt oder sogar eingefroren werden muss. In den folgenden Rezepten für Kräuterseife darf das Wasser immer durch Tee ersetzt werden. Auch Pflanzenwasser, sogenannte Hydrolate, darfst du verwenden. Hier ist deine Kreativität gefragt!

Fettphase

Als Aufwertung kann ein Ölauszug mit den gewünschten Kräutern gemacht werden. Zur Berechnung der Verseifungszahl dient das dafür verwendete Öl, keinesfalls die Blüten oder Kräuter.

Puddingstadium

Die abgeseihten Blüten (aus dem Tee oder Öl) sind aufgequollen und weich. Sie dürfen entweder als ganze Blütenköpfchen oder fein gemixt im Puddingstadium unter den Seifenleim gehoben werden.

Diese drei Methoden ermöglichen Seifenherstellung in höchster Perfektion, mehr Qualität ist einfach nicht möglich.

Für Eilige ist die einfachste Variante die Zugabe eines trockenen Kräuterpulvers. Da es ideal zur Fixierung der Düfte beiträgt, können die ätherischen Öle direkt auf das Kräuter- oder Blütenpulver getropft werden. Diese Paste wird in den dicken Seifenleim gerührt.

Doch nicht alle grünen Kräuter bleiben grün. Manche werden eher braun. Das muss aber in einer Naturseife nicht unbedingt stören. Versuche bei deinen neuen Kreationen nur einen Teil des Seifenleims damit zu gestalten und notiere die Ergebnisse fürs nächste Mal.

Rosenseife II

Rosenseifen wirken immer sanft und edel. Sie vertragen meistens einen stärkeren Duft und mehr Farbe als andere Kreationen.

- 300 g Olivenöl
- 150 g Kokosöl
- 90 g Rapsöl
- 60 g Sonnenblumenöl
- 190 g Wasser
- 82 g NaOH ÜF 7 %
- 20 ml äther. Öl Geranium
- 2 Msp. rote Farbe

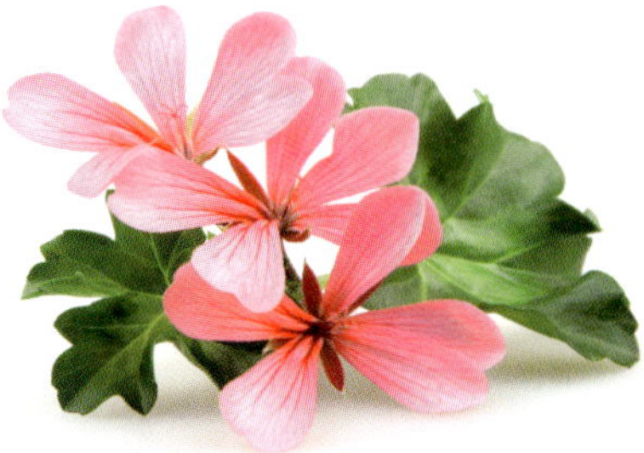

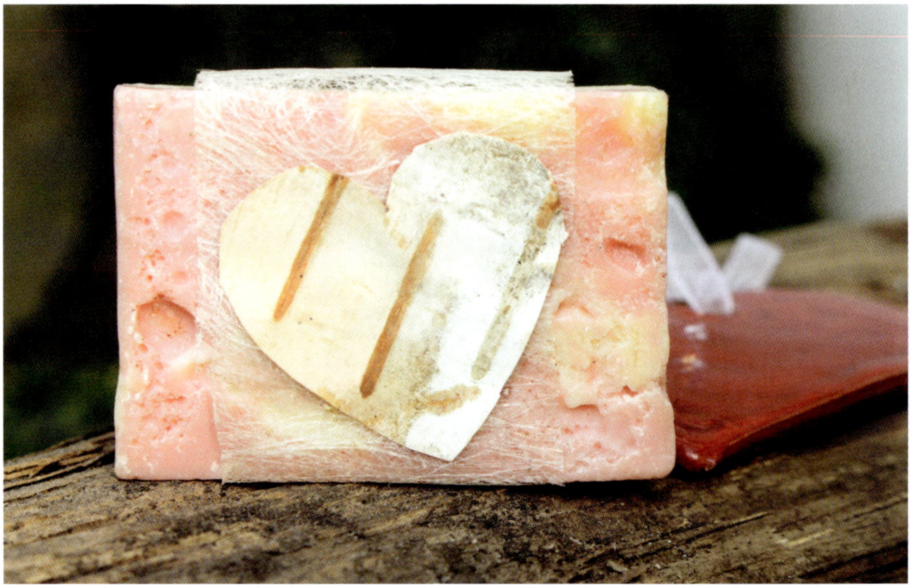

Englische Rose

- 275 g Kokosfett
- 150 g Rapsöl
- 60 g Sheabutter
- 15 g Olivenöl
- 160 g Wasser
- 74 g NaOH ÜF 8 %
- 10 g äther. Öl Palmarosa
- 8 g äther. Öl Rosengeranie
- 4 g äther. Öl Rose türkisch
- 2 g äther. Öl Ylang Ylang
- 1 Messerspitze Micas pink

· Etwa ⅛ l vom leicht angedickten Seifenleim wegmessen und mit Micas pink färben. Gut andicken.

· Falls weißer Seifenleim gewünscht ist, kann mit 2 Messerspitzen Titandioxid in 2 Tropfen Wasser die große Leimmenge aufgehellt werden. Gut andicken.

· Die ätherischen Öle unterheben und jetzt rasch einfüllen.

Meistens ist den Rosendüften Alkohol zugesetzt, der den Seifenleim vorschnell andicken lässt.

· Der pinke Seifenleim wird als Topping (Seite 160) auf die Masse gegossen. Sofern es noch geht, können mit einem Holzspieß sacht Linien gezogen werden.

· Rosenduft ist immer sehr dezent und hält sich generell schwer in der Seife.

Diese Seife wird sich nach einem Jahr höchstwahrscheinlich ins Bräunliche verfärben, dafür schäumt sie dann umso besser.

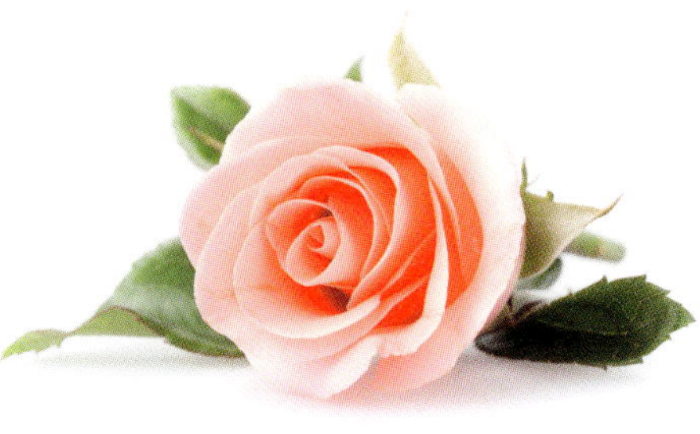

Fliederseife

Fliederduft kann nur mit einem Duftöl erzeugt werden. Das basiert auf Alkohol, darum muss flink gearbeitet werden.

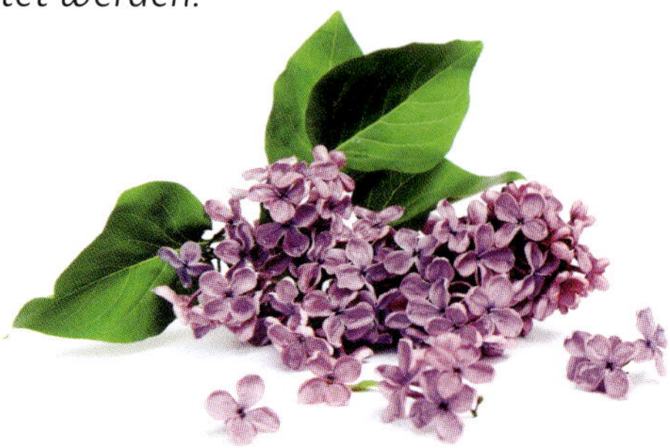

- 210 g Olivenöl
- 200 g Rapsöl
- 170 g Kokosöl
- 50 g Kakaobutter
- 40 g Sheabutter
- 220 g Wasser
- 91 g NaOH ÜF 7 %
- 10 ml Duftöl Flieder
- 1 TL Micas pink

Diese Seife bleibt beim Waschen bis zum letzten Rest fest.

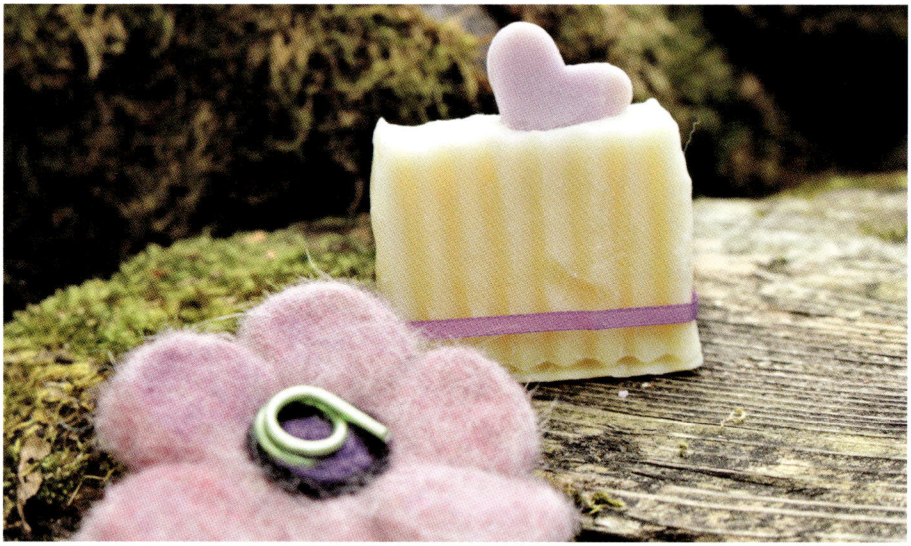

Löwenzahnseife

Die gelben Blüten des Löwenzahns werden im Frühling gesammelt. Sie behalten im Seifenleim ihre gelbe Farbe.

- 300 g Kokosöl
- 100 g Rapsöl
- 100 g Distelöl
- 165 g Löwenzahntee, eiskalt
- 75 g NaOH ÜF 8 %
- 7 g äther. Öl Litsea
- 7 g äther. Öl Lemongras
- 20 Stk. Löwenzahnblüten
- 2 Msp. Eisenoxyd gelb

· Am Vortag den Tee mit 10 Löwenzahnblüten ansetzen und kalt stellen.

· Die restlichen 10 Löwenzahnblüten mit dem Distelöl übergießen. Dieses Auszugsöl am nächsten Tag abseihen und die Blüten nicht wegwerfen, sondern für den Seifenleim aufheben.

· Die Lauge mit dem Tee zubereiten.

· Die Fette zubereiten.

· Nur leicht andicken und den Seifenleim teilen.

· Ein Drittel mit den abgeseihten Löwenzahnblüten vermischen.

· Ein Drittel mit dem Eisenoxyd färben, dafür das Eisenoxyd in zwei Tropfen Wasser vorlösen.

· Ein Drittel bleibt naturbelassen.

· Die Masse in drei Schichten in eine Form gießen.

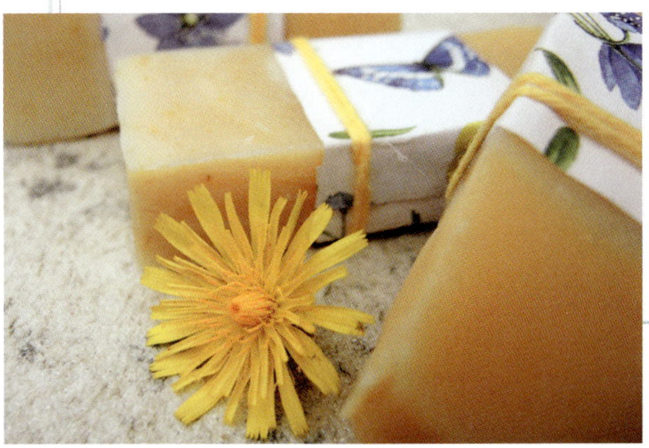

Sonnenbad

Zitronenduft hebt die Stimmung

Das sonnige Aussehen erhält diese Seife durch das Annattosamenpulver.

- 125 g Kokosöl
- 75 g Schweineschmalz
- 75 g Sheabutter
- 225 g Olivenöl
- 1 TL Annattosamenpulver
- 168 g Wasser
- 68 g NaOH ÜF 7 %
- 10 g äther. Öl Zitronella
- 10 g äther. Öl Litsea
- 3 g äther. Öl Blutorange

• Mindestens einen Tag vorher das Olivenöl mit dem fein gemahlenen Annattosamenpulver verrühren. Das Olivenöl färbt sich intensiv orange. Das Annattosamenpulver kann im Olivenöl bleiben – es darf aber auch mit einem Papierfilter abgeseiht werden.

Diese Seife erinnert auch im Winter an die Sommer-Sonne. Die verwendeten Zitrusdüfte verstärken den Entspannungseffekt.

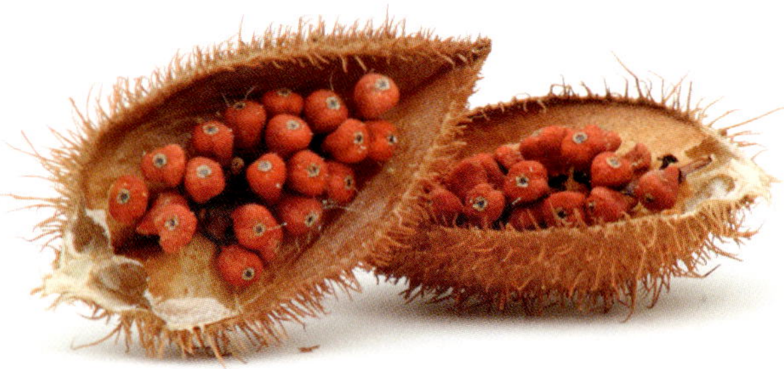

Wildkirschseife

Wildkirschbäume haben eine quer gestreifte Rinde und sind im Frühjahr leicht zu erkennen. Ihre Blüten, natürlich auch von deinem Kirschbaum im Garten, kannst du für einen Ölauszug mit dem Sonnenblumenöl verwenden.

- 250 g Kokosfett
- 190 g Kirschblütenölauszug in Sonnenblumenöl
- 100 g Sheabutter
- 40 g Distelöl
- 30 g Erdnussöl
- 200 g Wasser
- 86 g NaOH ÜF 8 %
- 20 ml Parfumöl Wildkirsch
- ½ TL Micas feuerrot

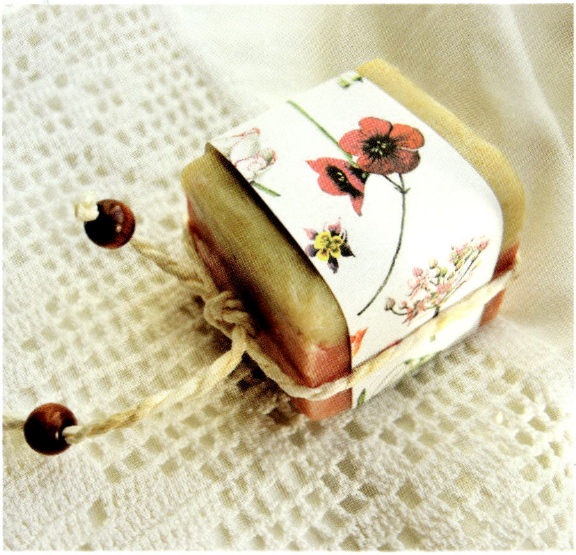

· Die abgeseihten Blüten vom Ölauszug werden nicht eingearbeitet, da sie die Seife braun färben würden. Hier rate ich, lieber einen Teil rot zu färben, den anderen Teil natur zu belassen oder aufzuhellen.

· Jedes Parfumöl dickt den Seifenleim blitzschnell an, darum bitte sehr flott einfüllen.

Diese Seifenstücke lassen sich in zwei bis drei Wochen gut stempeln. Der optimale Zeitpunkt muss ausprobiert werden.

Naturseife Lavendel-Rosmarin

Für diese besondere Seife wird der Seifenleim mit getrockneten Blüten und groben Kräutern bestreut.

- 150 g Kokosöl
- 125 g Schweineschmalz
- 25 g Sheabutter
- 125 g Olivenöl
- 125 g Rapsöl
- 10 g Rizinusöl
- 190 g Wasser
- 77 g NaOH ÜF 7 %
- 10 g äther. Öl Lavendel oder Lavandin
- 5 g äther. Öl Rosmarin
- 1 TL getrocknete Kräuter Rosmarin und Ringelblume
- 1 EL getrocknete Kräuter zum Bestreuen

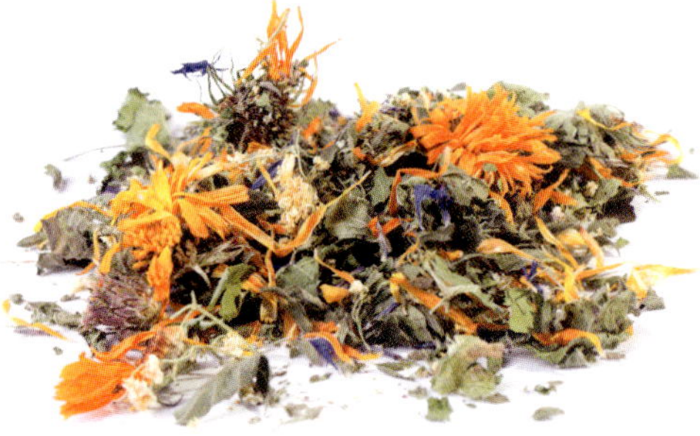

· Die getrockneten Rosmarinnadeln und Ringelblumenblüten sind für den Seifenleim. Sie werden zuerst fein gemahlen und mit etwas Oliven- oder Rapsöl angerührt, damit sie weicher werden. Hier die ätherischen Öle dazuwiegen. Dieser Ansatz kommt unter den ganzen Seifenleim.

· Zum Bestreuen können abgerebelte Lavendelblüten und grob zerkleinerte Rosmarinnadeln bereitgestellt werden.

Diese Naturseife wird schön fest und bildet üppigen Schaum.

Lavendelseife

- 125 g Kokosöl
- 175 g Olivenöl
- 150 g Rapsöl
- 130 g Wasser
- 61 g NaOH ÜF 9 %
- 10 g äther. Öl Lavendel oder Lavandin

· Lavendelblüten halten die schöne violette Farbe leider nicht, sie werden in der fertigen Seife braun. Die einfachste Möglichkeit ist das Bestreuen des Seifenleimes in den Förmchen mit den violetten Blüten. Selbst da werden sie noch braun, das stört aber nicht so sehr.

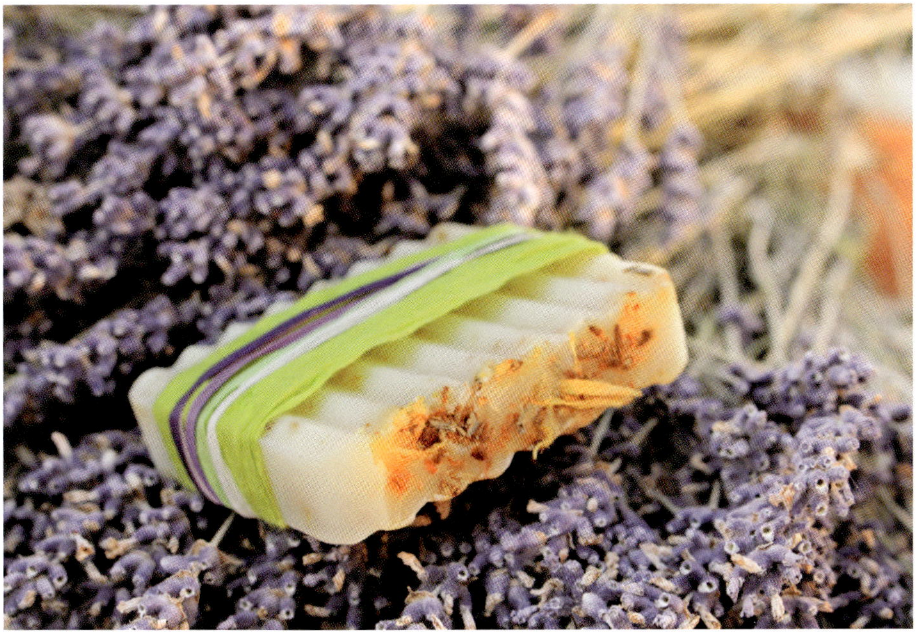

Meine Lieblingspflanze Lavendel

Lavendelzart

Eine Erweiterung der Lavendelseife ist dieses Rezept. Sie ist eine meiner Lieblingsseifen, da sie so zart wirkt und trotz der vielen Zutaten unkompliziert in der Zubereitung ist.

- 200 g Kokosfett
- 150 g Olivenöl
- 150 g Rapsöl
- 70 g Sonnenblumenöl
- 25 g Rizinusöl
- 84 g NaOH ÜF 6 %
- 200 g Wasser
- 10 g äther. Lavendelöl
- 2 g äther. Öl Petitgrain
- 1 TL Micas passion

· Das Micas Farbpulver kann durch lila Heilerde ersetzt werden, der Farbton wird dann jedoch nur zartviolett.

· Ich helle den Seifenleim gerne mit weißem Farbpigment auf, damit die Farbunterschiede gut zur Geltung kommen.

Ein violettes Band mit dem ganzen ährigen Blütenstand einer Lavendelblüte ist die optimale Dekoration.

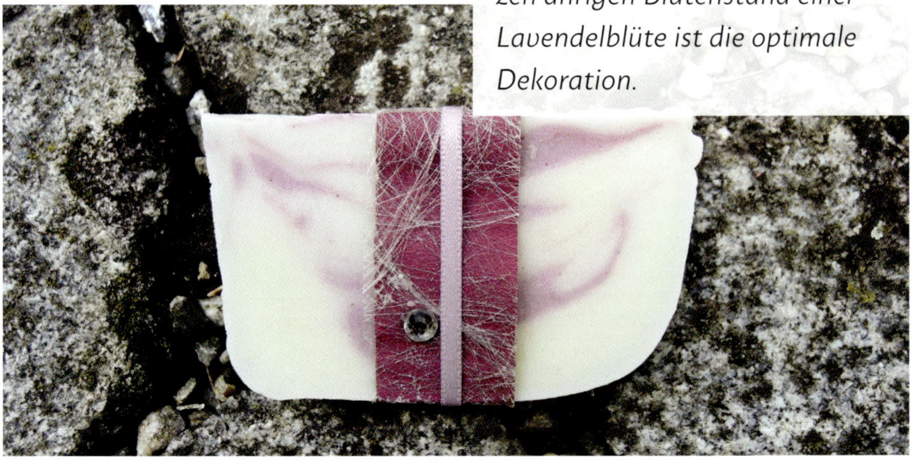

Schafgarbenseife mit Heilerde

- 180 g Kokosöl
- 150 g Olivenöl
- 130 g Sonnenblumenöl
- 30 g Schweineschmalz
- 30 g Kakaobutter
- 170 g Schafgarbentee, eiskalt
- 73 g NaOH ÜF 7 %
- 1 EL getrocknete Schafgarbe
- 1 EL Heilerde rosa
- 5 g äther. Öl Rosengeranie
- 5 g äther. Öl Palmarosa
- 3 g äther. Öl Salbei
- 2 g äther. Öl Patchouli
- ev. ½ TL Titandioxid

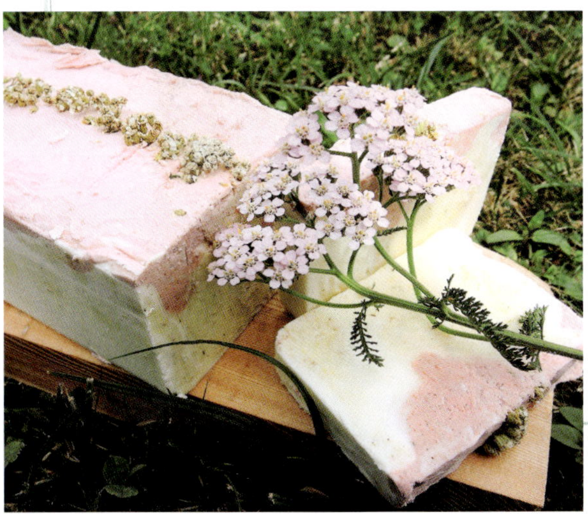

· Diese Schafgarbenseife finde ich in den Farben Rosa, Grün und Weiß sehr schön.

· Dafür die getrocknete Schafgarbe zerkleinern und unter einen Teil rühren.

· Die rosa Heilerde kommt in den zweiten Teil. Falls er zu blass ist, darf mit etwas Mica pink aufgepeppt werden.

· Den dritten Teil färbe ich mit Titandioxid weiß.

Heilerde ist, wie der Name schon verrät, heilend für die Haut.

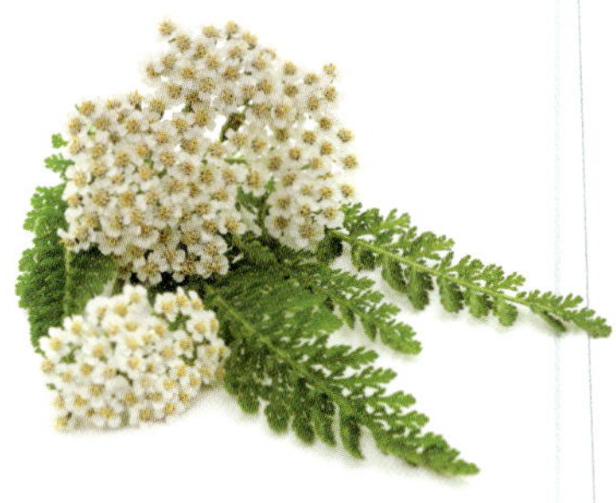

Gärtnerseife mit Mohn

- › 130 g Sheabutter
- › 120 g Kokosöl
- › 100 g Olivenöl
- › 100 g Rapsöl
- › 50 g Sonnenblumenöl
- › 168 g Wasser
- › 67 g NaOH ÜF 7 %
- › 10 g Mohnsamen
- › 1 kleine Handvoll Melissenblätter
- › ¼ TL Micas sonnengelb
- › 5 g äther. Öl Zitrone
- › 5 g äther. Öl Melisse

Für eine Luxusseife ersetze ich das Sonnenblumenöl durch Mohnöl. Dann bitte die NaOH-Menge neu berechnen.

- Die Masse in drei Teile teilen.

- Einen Teil mit zerkleinerten Melissenblättern (frisch oder getrocknet) und dem ätherischen Melissenöl mischen.

- Einen Teil mit Micas sonnengelb und dem ätherischen Zitronenöl mischen.

- Einen Teil mit dem Mohn mischen – und falls gewünscht – mit weißer Farbe aufhellen.

- Nach dem Aufschneiden stecke ich gerne eine ganze Mohnkapsel in das fertige Seifenstück. So ist die Dekoration in der Seife drinnen.

- Die Mohnsamen erzeugen einen leichten Peelingeffekt. Die Gärtnerseife ist ideal zum Waschen beanspruchter Gärtnerhände geeignet.

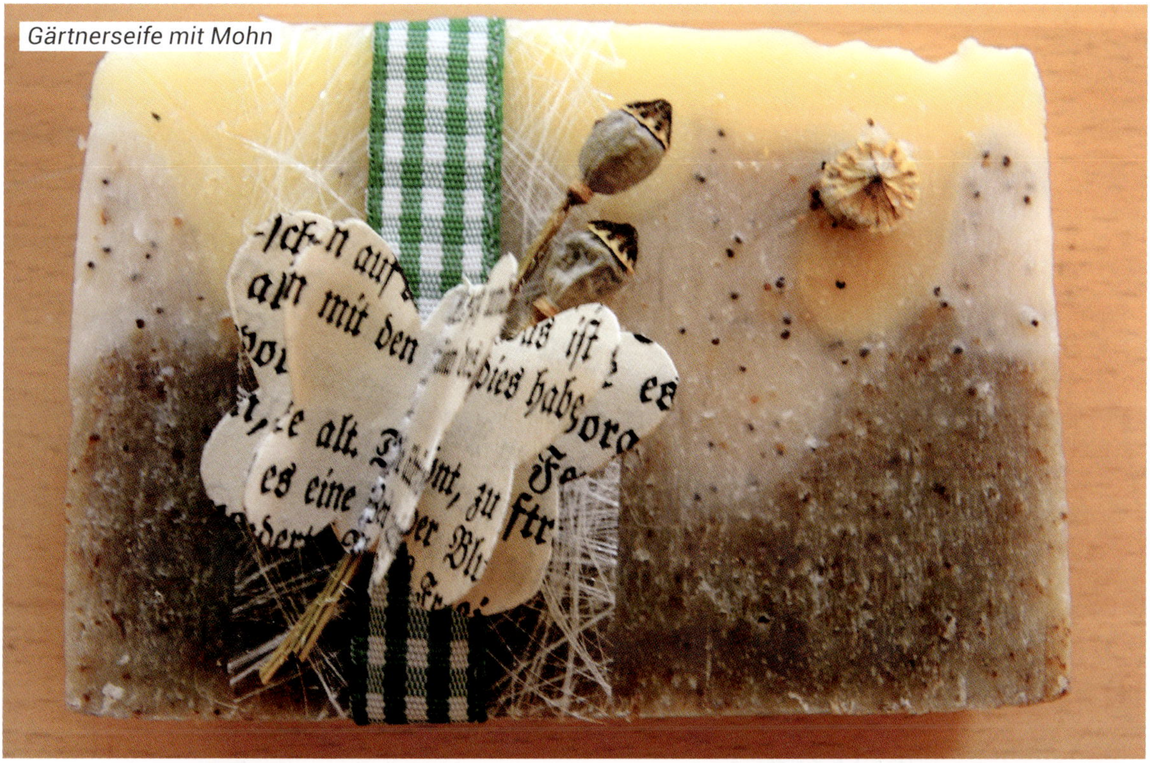
Gärtnerseife mit Mohn

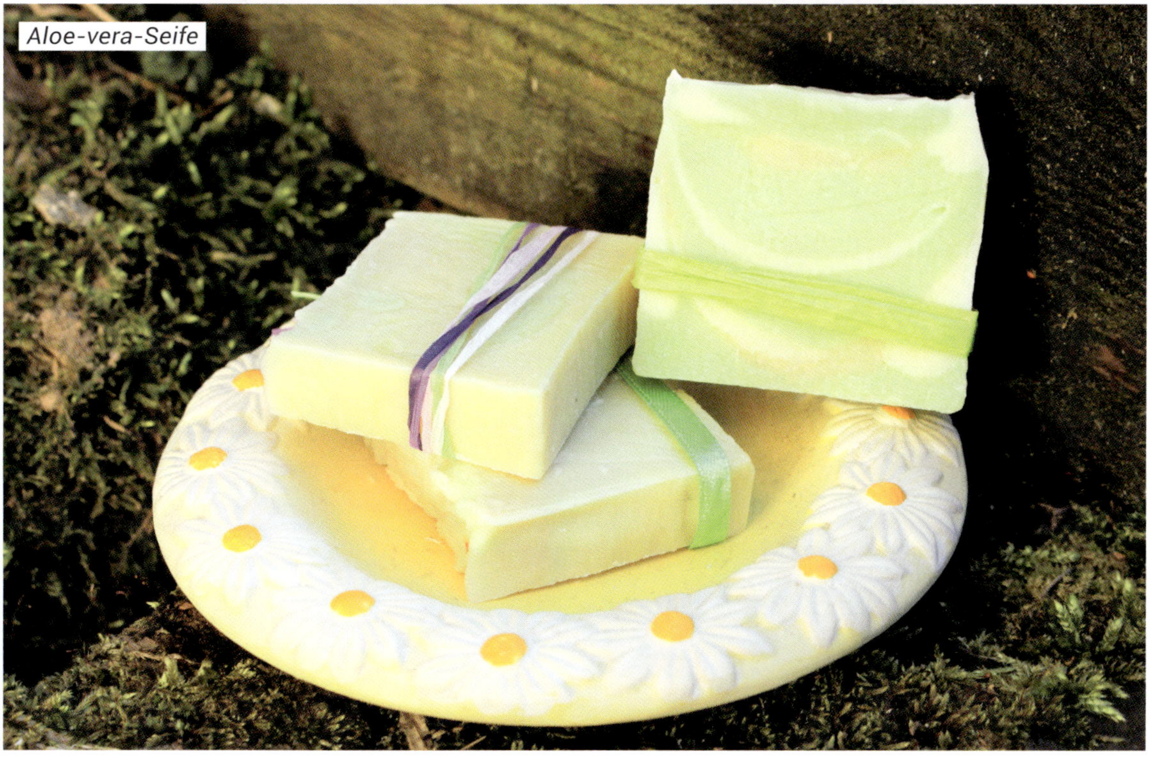
Aloe-vera-Seife

Feuchtigkeitspflege mit echtem Aloe-vera-Gel

Aloe-vera-Seife

Hier muss zuerst aus einem frischen Aloe-vera-Blatt das Gel gewonnen werden. Alle Schalenteile entfernen und darauf achten, dass kein oranger Pflanzensaft im Gel bleibt. Das Gel wird mit etwas Wasser püriert und direkt dem Seifenleim zugegeben. Das Gel wird als Flüssigkeit in das Rezept eingerechnet.

- 130 g Kokosöl
- 170 g Olivenöl
- 150 g Rapsöl
- 50 g Haselnussöl
- 145 g Wasser
- 68 g NaOH ÜF 8 %
- 20 g Aloe-vera-Gel, ca. 3 EL
- 1 TL Micas pistacie
- ½ TL Spirulina Algenpulver
- 4 g äther. Öl Pfefferminze
- 4 g äther. Öl Bergamotte
- 4 g äther. Öl Kiefernnadel
- 2 g äther. Öl Zitrone

· Den Seifenleim andicken und das Aloe-vera-Gel unterziehen.

· Dann einen Teil des Seifenleims mit Micas pistacie hellgrün färben. Einen winzig kleinen Teil mit dem Spirulina Algenpulver dunkelgrün färben. In beliebigen Schichten (Seite 122) nach Lust und Laune einfüllen.

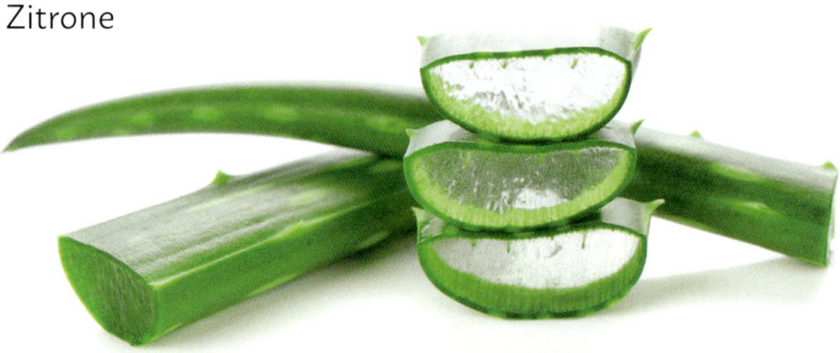

Kinder-Schaumklotz-Kamillenseife

Für Kinder und Menschen mit empfindlicher Haut muss eine Seife besonders mild sein. Sofern keine Allergie auf Kamille (Korbblütler) besteht, ist diese Seife dann sehr gut geeignet, da sie überwiegend aus Olivenöl besteht. Eine etwas längere Reifezeit verbessert die Qualität der Seife.

- 375 g Olivenöl
- 25 g Kokosöl
- 25 g Kakaobutter
- 25 g Rapsöl
- 50 g Sheabutter zum Überfetten
- 62 g NaOH ÜF 9 %
- 168 g Kamillentee, kalt
- 1 TL Zucker
- ev. 2 TL Kamillenblüten, vom Tee abgeseiht

Es sollten keinerlei Düfte oder Farben zugesetzt werden, damit sich diese milde Seife auch für die Kleinsten eignet.

· Den Kamillentee früh genug zubereiten und kalt stellen. Die abgeseihten Kamillenblüten aufheben. Sie können zusätzlich in den fertigen Seifenleim gemischt werden.

· Den Zucker direkt in der angesetzten Lauge auflösen.

· Die Sheabutter separat schmelzen, sie wird nur zum Überfetten von Hand in den fertigen Seifenleim gerührt.

· Alle anderen Fette wie üblich zubereiten und mit der Lauge andicken.

Wiesenkräuter-Seife II

Eine krautige Mischung ist in dieser Seifenkomposition gewünscht. Dafür mahle mehrere getrocknete Kräuter zu feinstem Kräuterpulver. Dieses übergießt du mit den dazupassenden ätherischen Ölen. Gemahlene Kräuter färben die Seife grün. Der Farbton bleibt sehr gut erhalten.

- 300 g Olivenöl
- 150 g Kokosöl
- 100 g Rapsöl
- 50 g Sonnenblumenöl
- 200 g Kamillentee oder Kräutertee
- 82 g NaOH ÜF 7 %
- 2 EL Kräuterpulver
- 1 EL grüne Heilerde
- 15 g äther. Öle Salbei, Thymian etc.

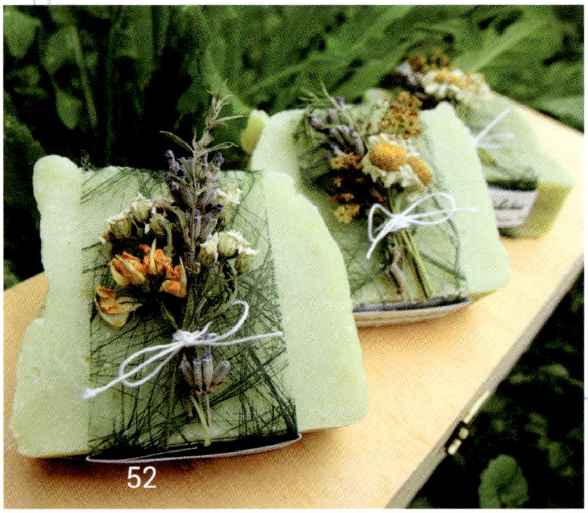

· Kamillentee ermöglicht eine helle Seife, es sind jedoch alle Kräutertees brauchbar. Unbedingt sehr kalt verwenden.

· Entscheide dich für ätherische Öle, die auch im Kräuterpulver vorkommen. Hier kann man Reste aus Duftfläschchen optimal aufbrauchen. Die Heilerde und das Kräuterpulver dienen zum besseren Fixieren der ätherischen Öle.

· Wenn du möchtest, teile den Seifenleim in mindestens drei Teile und färbe einmal mit der Heilerde, einmal mit dem Kräuterpulver und lasse einen Teil ungefärbt.

Intensiver Duft

Fichtennadel-Seife

Für dieses Rezept kann feines Fichtenspitzenpulver gemahlen und mit grüner Heilerde oder Spirulina Algenpulver experimentiert werden. Das Fichtennadelpulver durchsieben, um grobe Teile, die kratzen würden, zu entfernen.

- 107 g Kokosöl
- 143 g Schweineschmalz
- 29 g Kakaobutter
- 143 g Rapsöl
- 78 g Olivenöl
- 168 g Wasser
- 68 g NaOH ÜF 7 %
- 1 TL Fichtenpulver
- 1 EL Heilerde grün
- 15 g äther. Öl Fichtennadeln
- 3 g äther. Öl Weißtanne
- ev. Spirulina Algenpulver

- Die ätherischen Öle und die grüne Heilerde in den gesamten Seifenleim rühren.
- Dann kann man teilen und ein Drittel mit dem Fichtenwipferlpulver färben. Falls gewünscht, kann ein weiterer Teil mit Spirulina Algenpulver oder mit weißen Farbpigmenten gefärbt werden.

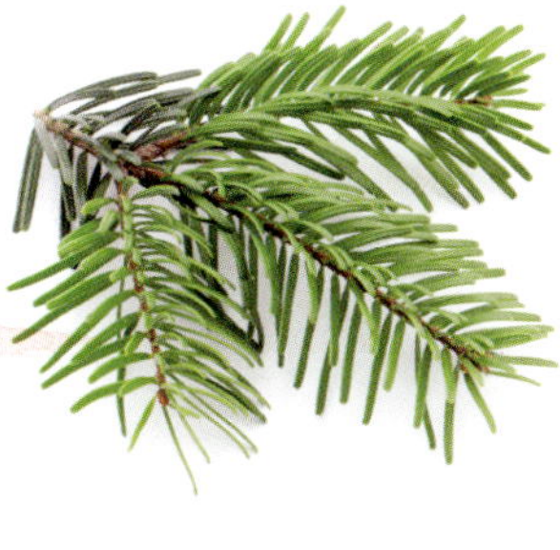

Ätherisches Fichten- und Tannenöl entführt deine Sinne in den heimischen Nadelwald.

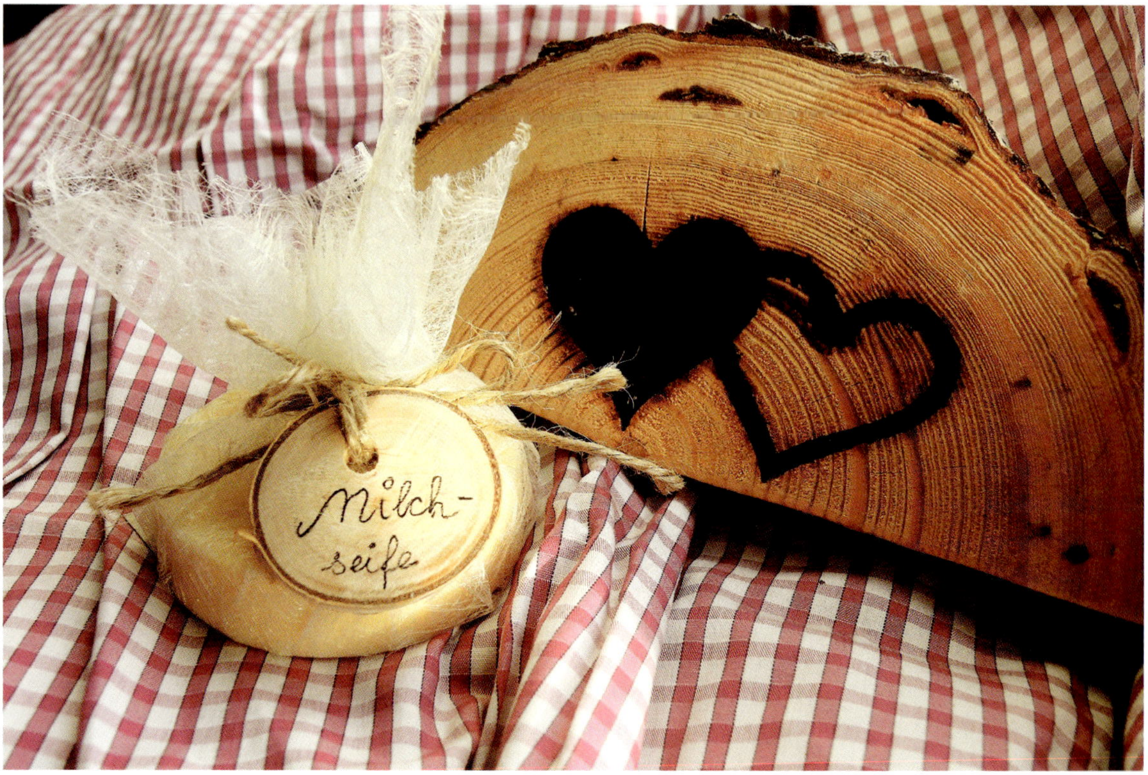

Milchseifen

Milchseifen werden genau verkehrt herum zubereitet als die zuvor genannten. Zuerst werden alle Fette vorbereitet. Danach wird die Lauge mit Milch angesetzt und gleich weiterverarbeitet, da die Verseifung der Fette in der Milch sofort beginnt.

In den folgenden Rezepten wird die geübte Herstellung von Milchseifen vorausgesetzt. Nur spezielle Schritte werden daher genau beschrieben.

Allen Milchseifen ist gemein, dass die Lauge eiskalt, im besten Fall mit Milcheiswürfeln, angerührt wird. Da der fertige Seifenleim während der Gelphase sich stark erhitzt, müssen die Formen kühl gestellt werden, um ein Überhitzen der Seife zu verhindern.

Milchseifen sind faszinierend: Sie pflegen die Haut und fühlen sich wunderbar zart an. Sie bilden stabilen und cremigen, schneeweißen Schaum. Einfach ein herrliches Gefühl – ich komme jedes Mal ins Schwärmen!

Die pflanzlichen Alternativen wie Mandelmilch, Hafer-, Dinkel-, Soja-, Kokos-, Reismilch und andere zählen im eigentlichen Sinn nicht zu den Milchprodukten, können aber durchaus als vegane Option gewählt werden. Darum ist die Mandelmilchseife der Einfachheit halber hier zu finden.

Jede tierische Milch von Kuh, Schaf oder Ziege ist durch eine pflanzliche ersetzbar. Die NaOH-Menge bleibt im Rezept unverändert.

Wie wird aus einer „normalen" Seife eine Milchseife?

Idealerweise kann in den Rezepturen auf Wasserbasis das Wasser immer durch tierische oder pflanzliche Milch ersetzt werden. Bitte an die *verkehrte* Zubereitung denken!

Weitere Milchprodukte, die verseift werden können, sind Joghurt, Buttermilch, Schlagobers, Mascarpone und Molke. Molke, Joghurt und Buttermilch können als Basisflüssigkeit in großen Mengen eingefroren werden. Bei Schlagobers und besonders bei Mascarpone reichen bereits ein bis zwei Löffel zur Aufwertung im fertigen Seifenleim. Der Schaum wird dadurch cremiger und geschmeidiger. Auch trockenes Milchpulver kann zur Seifenherstellung verwendet werden.

Die Überfettung deiner Seife erhöht sich geringfügig durch die Fette in den Milchprodukten. Das bedeutet: errechnete Überfettung plus das Milchfett.

Edle Ziegenmilchseife mit Veilchenduft

- 150 g Kokosöl
- 125 g Sonnenblumenöl
- 100 g Olivenöl
- 75 g Rapsöl
- 145 g Ziegenmilch-Eiswürfel
- 63 g NaOH ÜF 7 %
- 5 g Parfumöl Veilchen

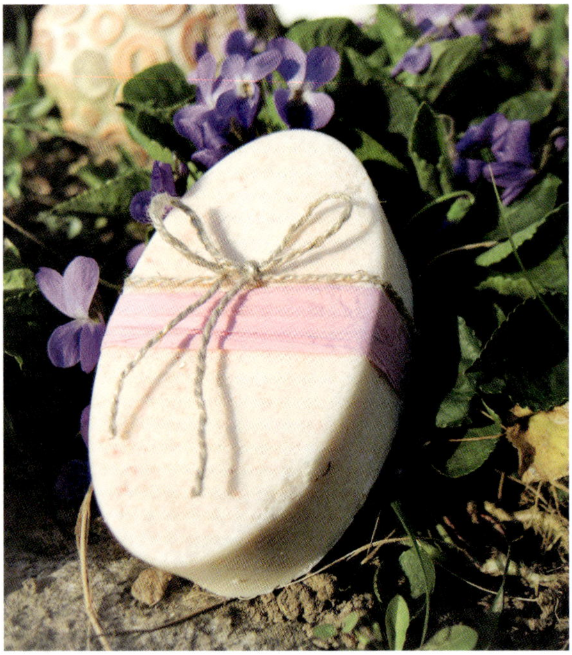

- Die Ziegenmilch-Eiswürfel dürfen mit etwas kaltem Wasser vermischt werden, das funktioniert. Trotzdem bitte die Gesamtmenge von 145 g nicht überschreiten.
- Die Farbe der Seife ergibt sich aus den Grundtönen der verwendeten Öle. Wenn Oliven-, Raps- und Sonnenblumenöl eine intensive Eigenfarbe besitzen, so kannst du überlegen, ob du zusätzlich aufhellen oder färben möchtest.
- Kühl stellen.

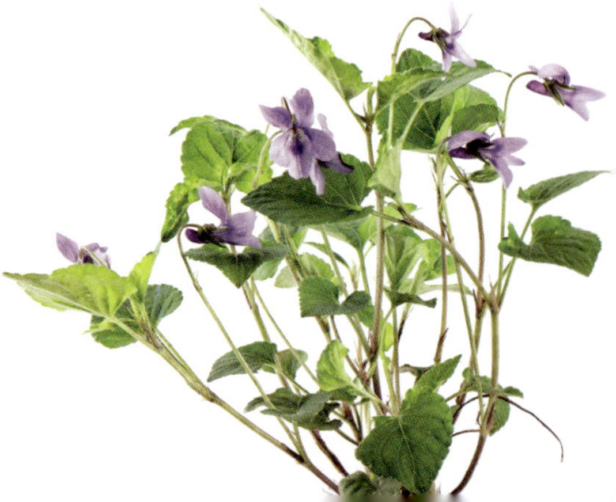

Schafmilchseife mit Ringelblume

- 150 g Kokosfett
- 150 g Schweineschmalz
- 50 g Sonnenblumenöl
- 50 g Olivenöl
- 57 g NaOH ÜF 7 %
- 140 g Schafmilch
- 8 g äther. Öl Lavendel
- 2 g äther. Öl Petitgrain
- 2 g äther. Öl Orange
- 2 EL Ringelblumenblüten

· Die Ringelblumenblüten auf die fertige Seife streuen. Die schöne gelbe und orange Farbe der Blütenblätter bleibt erhalten und kommt gut zur Geltung.

· Kühl stellen.

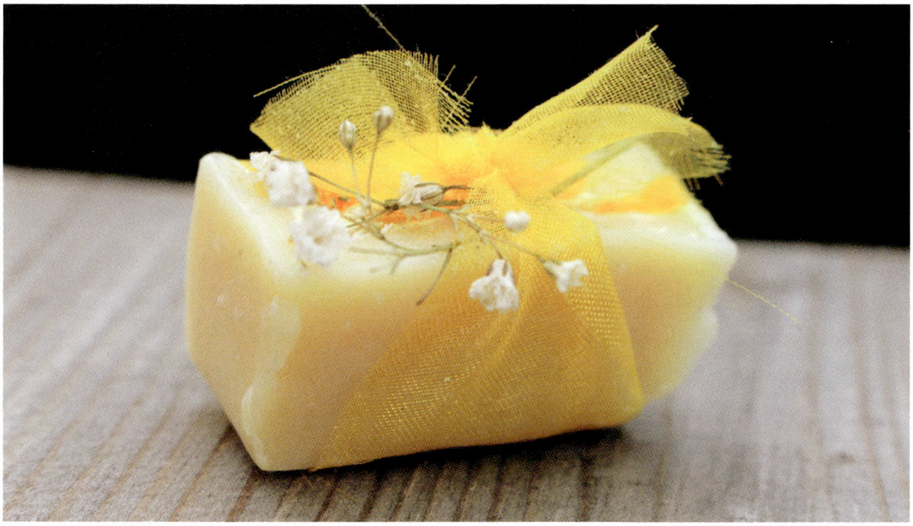

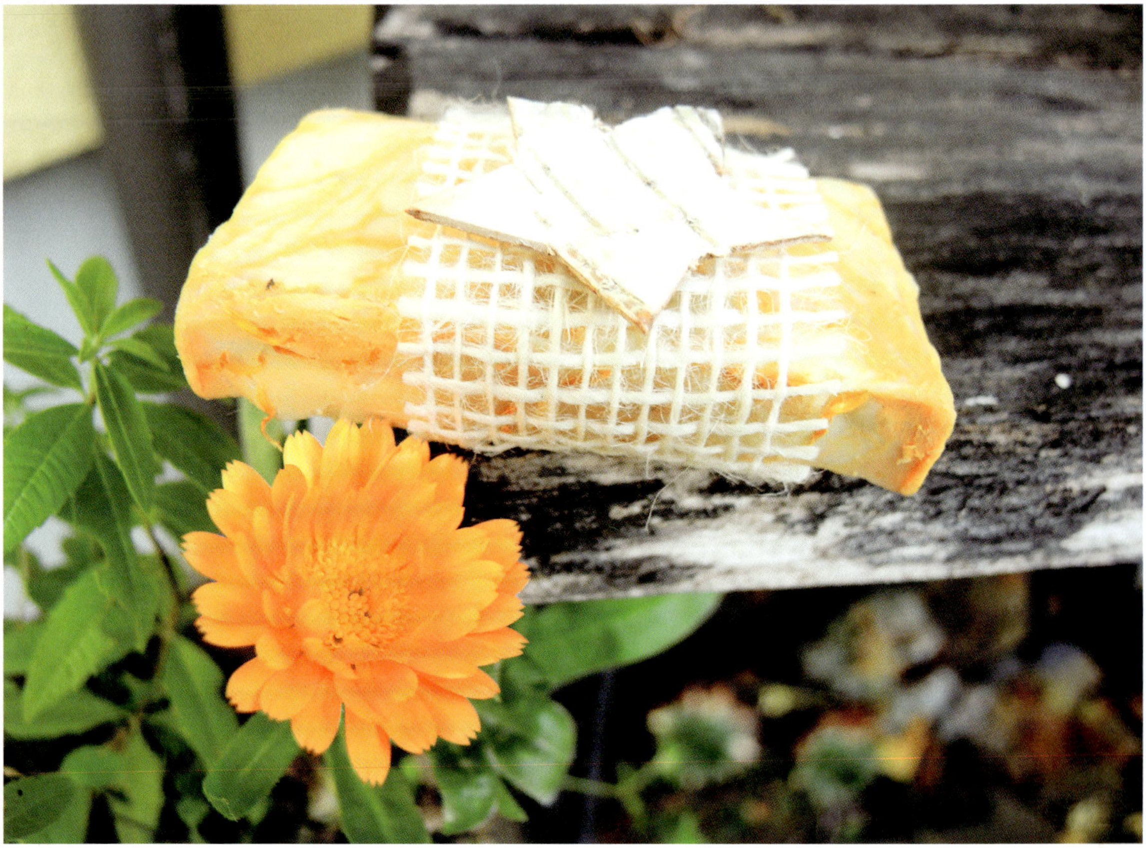

Ringelblumen-Orangenblütenseife

Mit dem Ringelblumenöl mache ich die heilkräftige Ringelblumensalbe. Hier ist das hochwirksame Auszugsöl eine Seifenzutat.

- 200 g Kokosöl
- 100 g Sheabutter
- 100 g Schweineschmalz
- 200 g Sonnenblumenöl mit Ringelblumen
- 200 g Milcheiswürfel
- 82 g NaOH ÜF 9 %
- 1 EL Ringelblumenblüten
- 1 TL orange Mineralfarbe
- 10 g äther. Öl Neroli
- 10 g äther. Öl Salbei oder Rosmarin
- je 5 g äther. Öl Blutorange und Lemongras

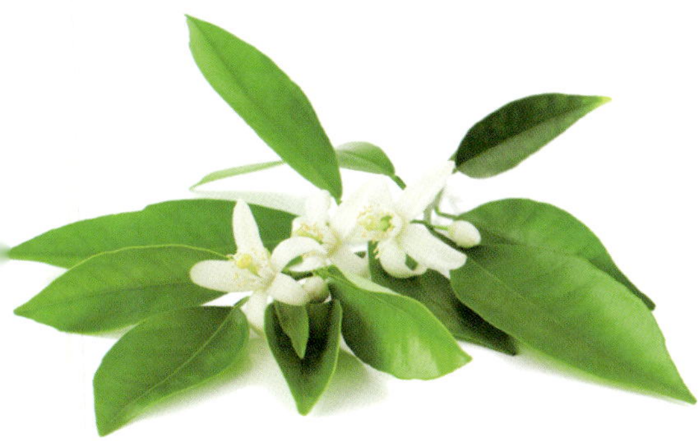

- Zuerst 1 EL Ringelblumenblüten mit 20 g Sonnenblumenöl ansetzen, damit sie weicher werden.
- Dann 20 g Sonnenblumenöl mit der orangen Mineralfarbe ansetzen und hier die ätherischen Öle dazuwiegen.
- Die drei festen Fette schmelzen und die restlichen 160 g Sonnenblumenauszugsöl dazugeben.
- Die Lauge aus den Milcheiswürfeln zubereiten.
- Andicken und den Seifenleim halbieren.
- Einen Teil mit der Blütenmischung vermengen. Der Stabmixer zerkleinert die Ringelblumenblüten beim Mixen.
- Den zweiten Teil mit der orangen Mischung färben.
- Kalt stellen.

Grundrezept

Milchseife Kokos

Diese einfache Zutatenkombination kann als Grundrezept verwendet werden. Mit einer Überfettung von 10 % ist diese Seife sehr pflegend. Ob du Kuh-, Schaf- oder Ziegenmilch nimmst, bleibt dir überlassen.

- 250 g Kokosfett
- 200 g Sheabutter
- 150 g Olivenöl
- 200 g gefrorene Milch
- 82 g NaOH ÜF 10 %
- 10 g äther. Öl Ylang Ylang
- etwas lila Heilerde

Vom fertigen weißen Seifenleim nur eine geringe Menge von 1 Esslöffel mit der lila Heilerde färben. Damit nur dünne Fäden auf der Seifenoberfläche ziehen. Das wirkt filigran.

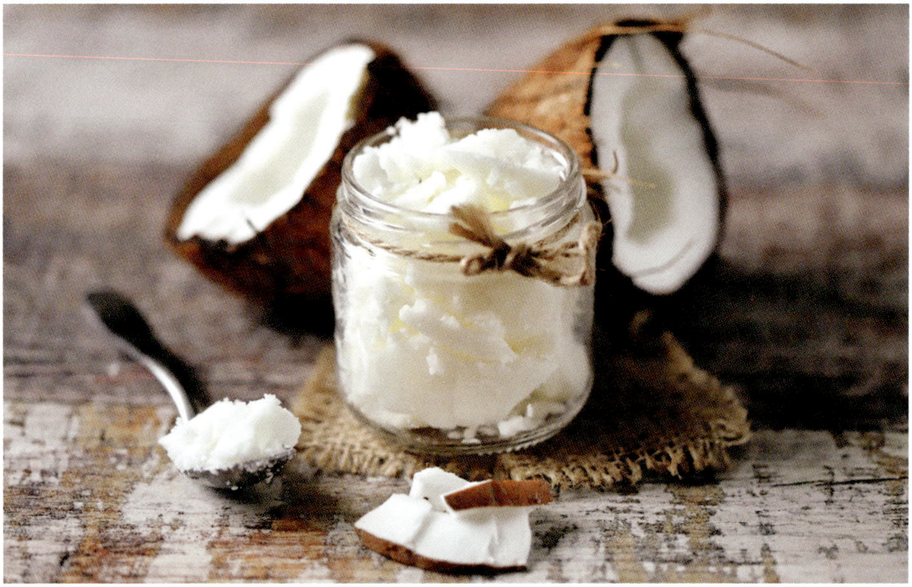

Johanniskrautseife

125er Milchseifen-Grundrezept

Das ist ein einfaches Basisrezept für Milchseifen mit jeweils gleich viel Öl.

- 125 g Kokosöl
- 125 g Kakaobutter
- 125 g Johanniskrautölauszug in Sonnenblume
- 125 g Johanniskrautölauszug in Olive
- 167 g gefrorene Kuhmilch
- 68 g NaOH ÜF 8 %
- 1 Handvoll getrocknetes Johanniskraut
- 1 TL Eisenoxyd gelb oder rot
- 10 g äther. Öl Neroli
- 9 g äther. Öl Zitronella
- 3 g äther. Öl Mandarine

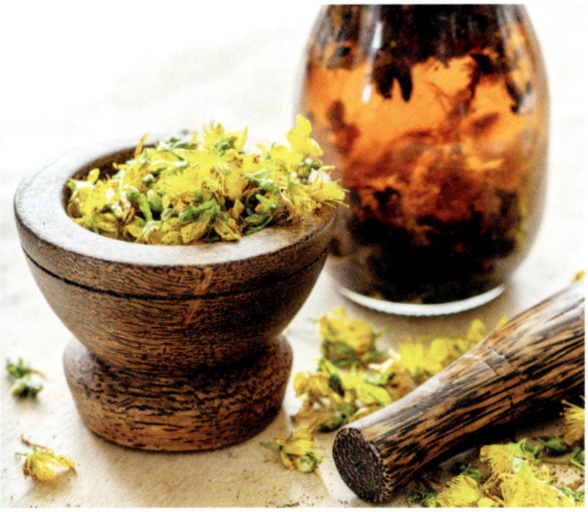

- Das Johanniskraut kann das Sonnenlicht des Sommers speichern.
- Etwa 14 Tage vor der Seifenherstellung müssen die beiden Ölauszüge mit frischen Johanniskrautblüten in zwei separaten Gläsern angesetzt werden. Erst danach sind sie einsatzbereit.
- Die rote Farbe vom Johanniskrautöl verschwindet in der fertigen Seife, darum kann man einen Teil entweder mit Gelb oder lieber mit Rot färben.
- In den zweiten Teil des Seifenleimes kann man pulverisierte, getrocknete Johanniskrautblüten einrühren.
- Kühl stellen.

Kakao-Vanille-Seife

Hier werden 1 Teil Wasser und 1 Teil Schlagobers verseift.

- 125 g Kokosöl
- 220 g Sheabutter
- 250 g Olivenöl
- 80 g Mandelöl
- 67 g Sesamöl
- 33 g Kakaobutter
- 100 g Wasser
- 100 g NaOH ÜF 9 %
- 160 g Schlagobers flüssig
- 1 TL Kakaopulver Natur, ohne Zusätze
- 20 ml Parfumöl Vanille

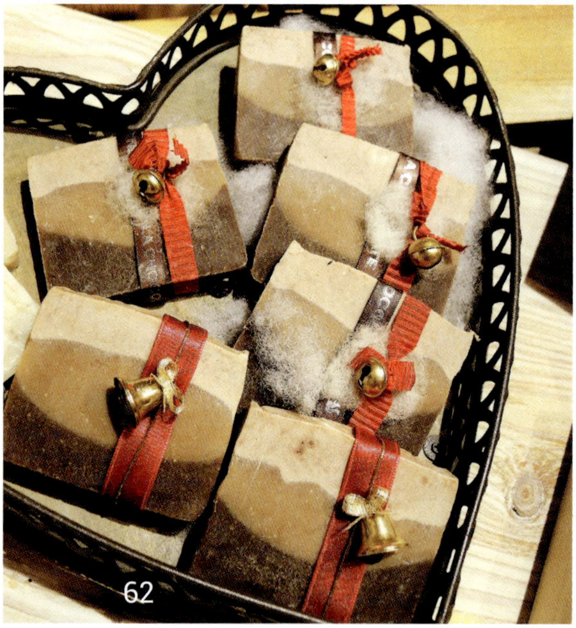

- Das Natron nur mit dem Wasser ansetzen und abkühlen lassen.
- Die Fette zubereiten und mit der Lauge kurz durchrühren. Jetzt erst kommt das Schlagobers dazu. Nun fertig andicken.
- Einen Teil mit dem Kakaopulver färben und beduften.
- Mittels Marmorier-Technik (Seite 127) oder in Schichten (Seite 122) einfüllen und möglichst kühl stellen.

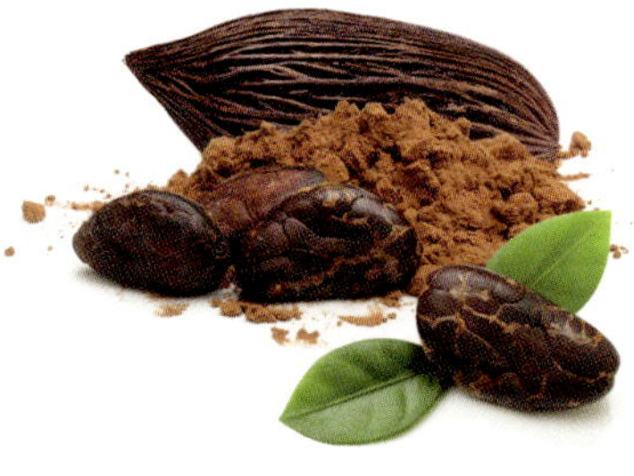

Joghurt-Limette

Naturjoghurt gibt es mit unterschiedlichem Fettgehalt. Dieses Fett trägt zur Überfettung der Seife bei.

- 105 g Kokosöl
- 105 g Schweineschmalz
- 125 g Rapsöl
- 90 g Olivenöl
- 75 g Mandelöl
- 168 g gefrorenes Joghurt
- 67 g NaOH ÜF 8 %
- 15 g äther. Öl Limette
- 1 Msp. gelbe Farbe

- Die Lauge mit dem gefrorenen Joghurt anrühren. Bitte gründlich und ruhig etwas länger rühren, um sicherzugehen, dass alle NaOH-Teile gelöst sind.
- Beim Andicken dauert es bis zum Puddingstadium etwas länger.
- Zusätzlich etwas Seifenleim dunkelgelb färben, obwohl bei Verwendung von Bio-Ölen der Grundton deutlich gelb ist.
- Kühl stellen.

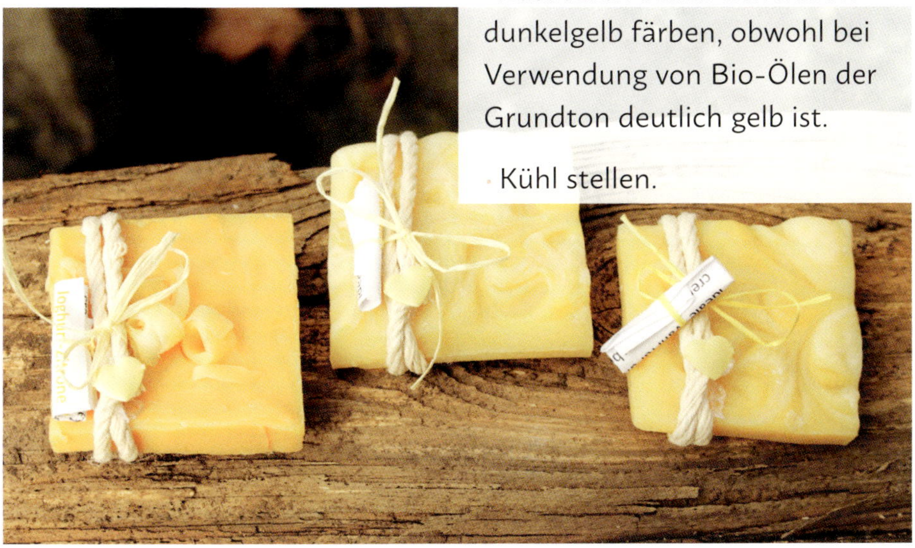

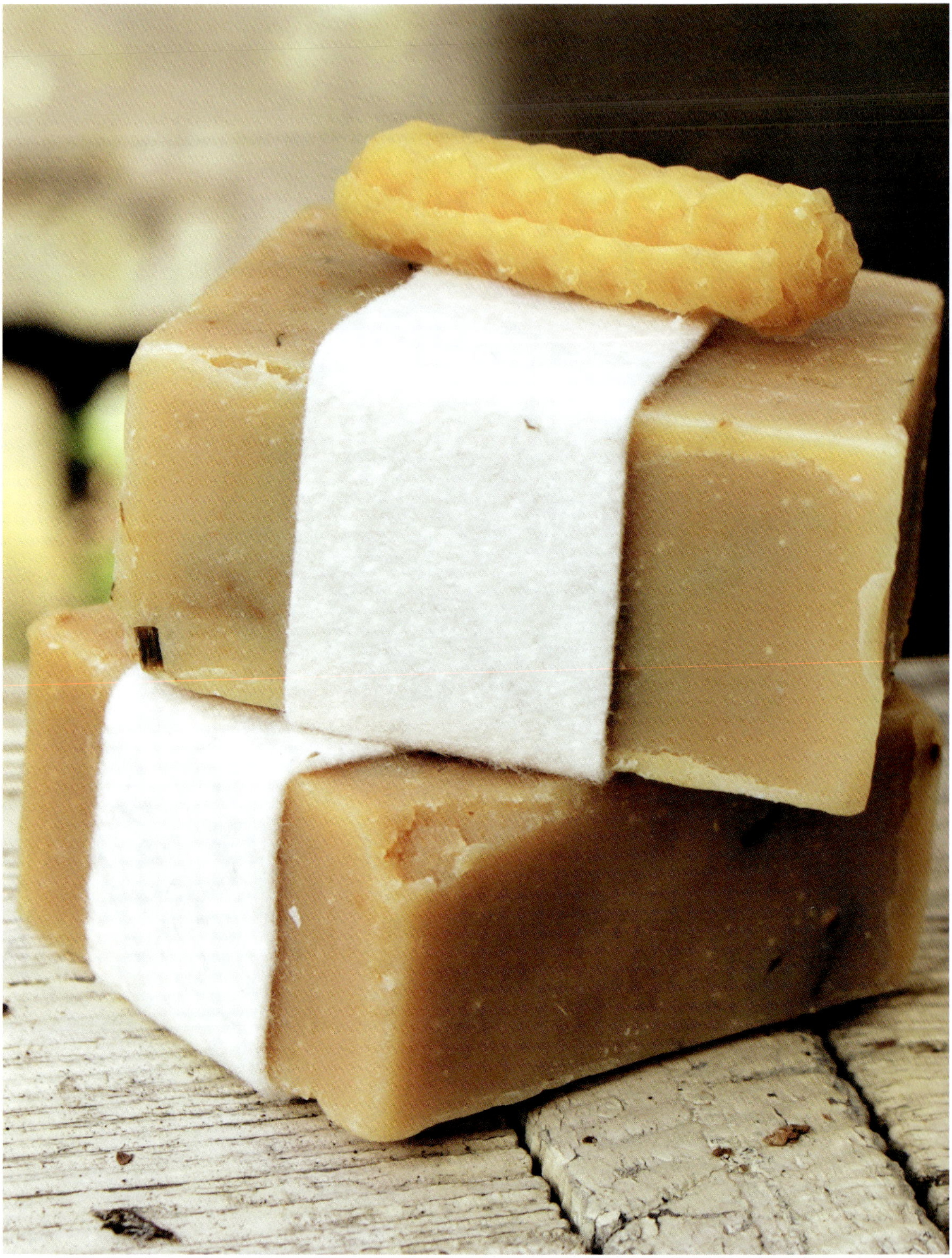

Honigmilch

In dieser Seife wird der Honig direkt in den Seifenleim gerührt. Das verbessert die Schaumeigenschaften und wirkt beruhigend auf die Haut. Achte darauf, dass der Honig flüssig ist, nur dann kann er gut untergehoben werden. Notfalls musst du ihn erwärmen.

- 150 g Kakaobutter
- 150 g Sheabutter
- 280 g Sonnenblumenöl
- 190 g Wasser, eiskalt
- 71 g NaOH ÜF 9 %
- 2 EL Milchpulver
- 80 g Honig, flüssig
- 7 g äther. Fenchelöl
- 1 EL Fenchelsamen-Pulver
- 1 EL Fenchelblätter, fein geschnitten

Diese Honig-Seife bleibt lange weich. Erst nach einem halben Jahr entwickelt sie eine zufriedenstellende Härte und Schaumberge.

· Den Honig mit dem ätherischen Fenchelöl, den gemörserten Fenchelsamen und den geschnittenen Fenchelblättern vermischen und beiseitestellen.

· Zuerst die Fette vorbereiten.

· Das Milchpulver direkt im Wasser auflösen und damit die Lauge anrühren. Sofort andicken.

· Nun die Honig-Paste unterrühren und abfüllen.

· Durch den enthaltenen Zucker heizt die Masse stark auf.

· Kalt stellen.

Molke enthält viele Vitamine

Molke-Seife

Naturbelassene Molke bleibt mir bei der Topfenherstellung übrig. Ich trinke sie sehr gerne. Diesmal darf sie in gefrorenem Zustand ins Seifenrezept.

- 200 g Kokosöl
- 200 g Olivenöl
- 100 g Sonnenblumenöl
- 40 g Sheabutter
- 40 g Rizinusöl
- 190 g gefrorene Molke
- 79 g NaOH ÜF 10 %
- 8 g äther. Öl Zitrone

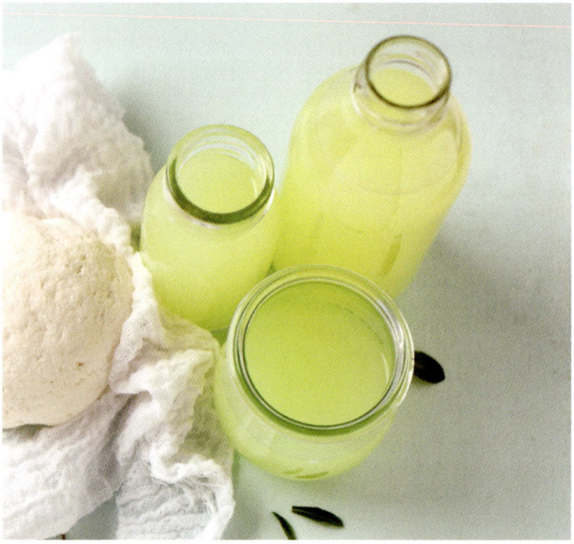

- Diesen Seifenleim habe ich in den Dividor gegossen. Somit kann ich die Oberfläche schwungvoll gestalten. Dafür wird ein wenig Seifenleim mit gelbem Farbpulver kräftig gefärbt.
- Eher kühl stellen.

Der Milchzucker in der Molke sorgt für reichlich Schaum.

Milchseifen bilden einen cremigen Schaum

Mandelblüten-Seife

Mandelmilch und Mandelöl ergänzen einander hier großartig.

- 400 g Olivenöl
- 100 g Kokosöl
- 100 g Schweineschmalz
- 75 g Mandelöl
- 225 g Mandelmilch, gefroren
- 88 g NaOH ÜF 8 %
- 1 EL Ringelblumenblütenpulver
- 15 g äther. Öl Neroli

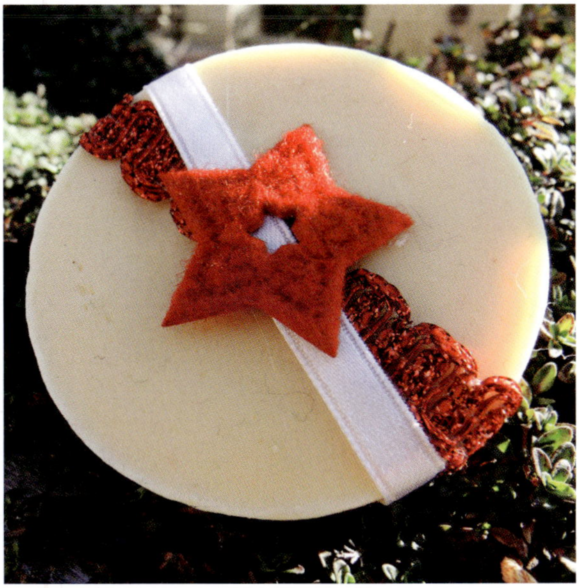

- Es kann gerne zu einem anderen Blüten-Duftöl gegriffen werden.
- Die gefrorene Mandelmilch ist hellbraun.
- Der fertige Seifenleim ist generell sehr hell. Ein Teil darf mit dem Ringelblumenblütenpulver gelb oder orange gefärbt werden.
- Wenig bis gar nicht isolieren.

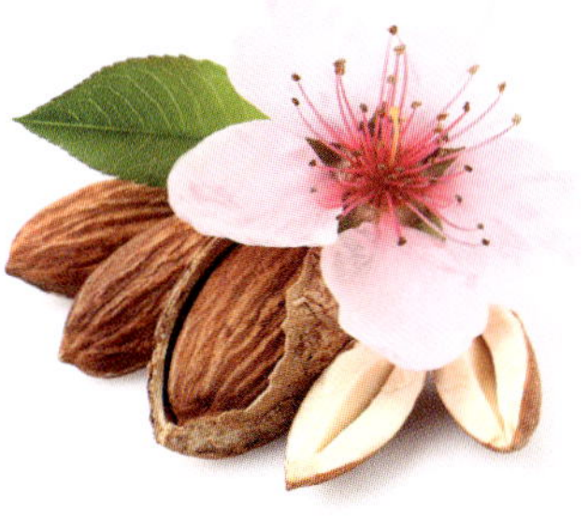

Tierisch gute Seifen

Schweinefett

Schweinefett ist dem menschlichen Fett sehr ähnlich, deshalb wirkt dieses Fett pflegend auf unsere Haut. Frag beim Fleischhauer deines Vertrauens nach purem Schweinefett ohne Zusätze, ohne Salz oder Gewürze.

Es hat die gleich guten Eigenschaften wie Palmfett. Es ist preisgünstig, macht sehr harte und schneeweiße Seifen. Darüber hinaus kannst du dich zwischen bio und konventionell und für oder gegen regional entscheiden.

Im Verhältnis 1:1 kann es gegen Palmfett ausgetauscht werden.

Schweineschmalz hat die Verseifungszahl 0,138 und muss im Seifenrechner meistens als Kakaobutter eingegeben werden.

Rindertalg

Rindertalg ist ebenso ein gutes Hautfett und regional zu beziehen. Den faschierten Rindertalg muss ich im Freien über dem Feuer auslassen, so wie man es früher schon gemacht hat. Wenn man dabei nichts anbrennen lässt, bleibt es schneeweiß. In abgekühltem Zustand ist es wesentlich fester als Schweinefett und macht auch härtere Seifen.

Rindertalg hat die Verseifungszahl 0,140 und kann im Seifenrechner als Lorbeeröl eingegeben werden.

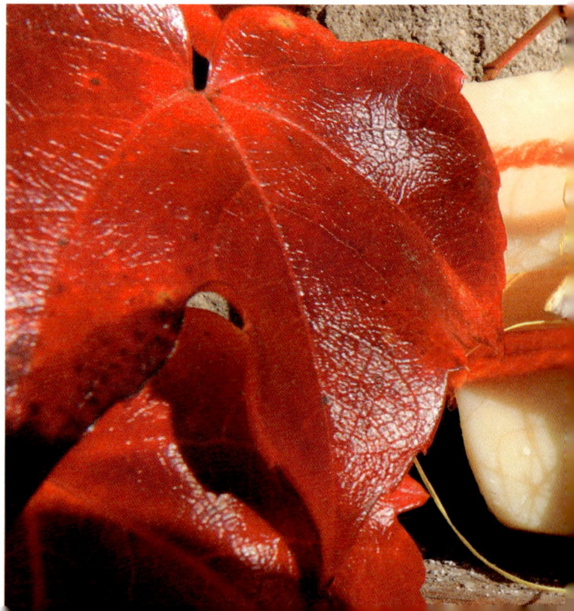

Lanolin

Lanolin ist das Wollwachs der Schafe und wird beim Waschen der Schafwolle gewonnen. Es ist von zäher Konsistenz und eine gute Wahl, um sehr harte Seifen zustande zu bringen. Meist reicht dafür schon eine kleine Menge, allein deshalb zahlt sich die Beimengung immer aus.

Lanolin hat die Verseifungszahl 0,075 und beschleunigt das Andicken des Seifenleims.

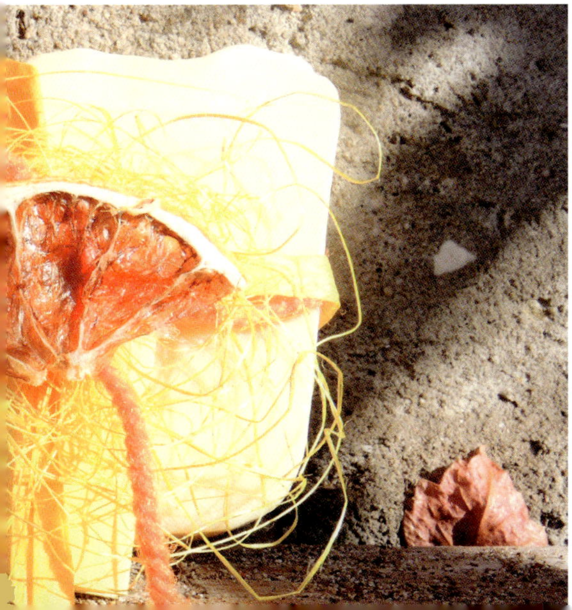

Bienenwachs

Bienenwachs ist von Natur aus gelb, es gibt auch gebleichtes und rückstandsfreies. Das Bienenwachs wird immer zu Beginn mit den anderen festen Fetten im Topf geschmolzen. Bei der Verarbeitung neigt es dazu, den Seifenleim ziemlich schnell anzudicken, was die Verarbeitung mitunter erschwert, vor allem, wenn man bei niedrigen Temperaturen arbeitet. Darum bin ich kein großer Fan von Bienenwachs als Seifenzutat.

Die Verseifungszahl ist 0,069 und bringt harte Seifen hervor.

Lanolin und Bienenwachs sind zwar keine Zutaten, die man essen würde, beide können aber die Eigenschaften deiner Naturseifen positiv beeinflussen.

Einfache Schmalzseife

Grundrezept für eine feste Schmalzseife

- 150 g Schweineschmalz
- 150 g Kokosfett
- 45 g NaOH ÜF 6 %
- 100 g Wasser
- 7 g äther. Öl Ylang Ylang
- 5 g Duftöl Vanille
- 3 g Duftöl Sandelholz

• Mit diesen hellen Fetten bleibt die Seife schön reinweiß. Bei Zugabe von Duft- oder Parfumölen verfärbt sich das Reinweiß zum Hellbraun. Helfen kann man sich damit, indem man nur einen Teil der Seife beduftet oder besser geeignete ätherische Öle wählt.

• Das Rezept ergibt eine schöne und feste, helle Seife. Sie behält beim Anwaschen gut die Form.

• Diese recht kleine Menge kann bedarfsweise verdoppelt werden.

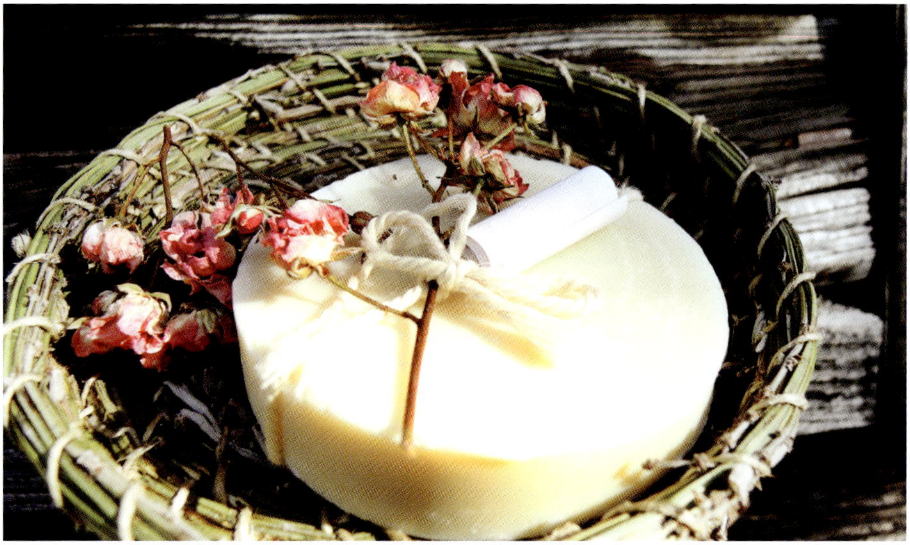

Anfänger-Seife

Diese einfache Seife gelingt bestimmt und kann völlig regional hergestellt werden. Statt Rapsöl kann Sonnenblumenöl verwendet werden. Die NaOH-Menge bleibt gleich. Ich habe mich für Rapsöl wegen der helleren Farbe entschieden.

- 250 g Schweineschmalz
- 250 g Rapsöl
- 160 g Wasser
- 63 g NaOH ÜF 8 %
- 8 g äther. Öl Rosmarin
- 7 g äther. Öl Lavendel
- ½ TL Micas violett

• Die fertig getrockneten Seifenstücke eignen sich bestens dafür, mit ganzen Rosmarinstängeln dekoriert zu werden. Auch sehen ganze Lavendelblütenstände mit einer violetten Schleife besonders hübsch aus.

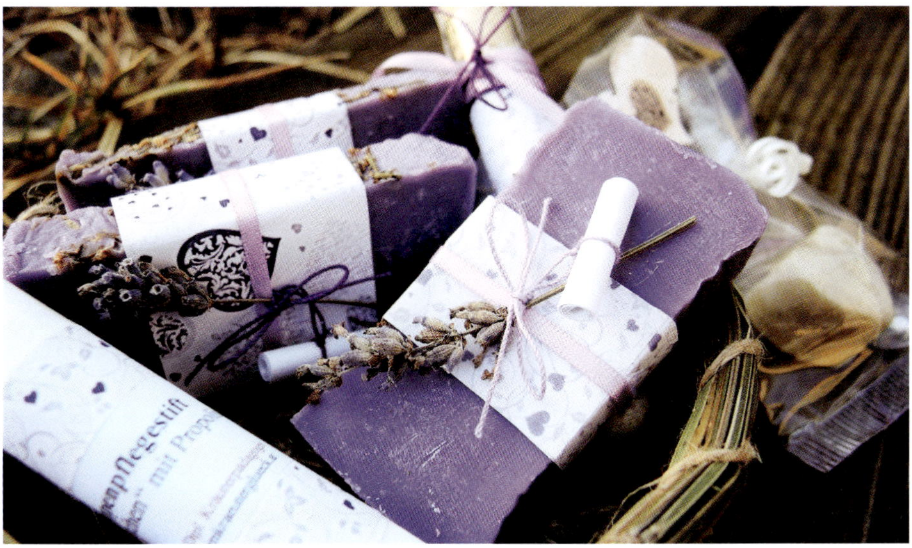

Anis-Seife

Die Erweiterung der Anfänger-Seife kommt immer noch mit wenigen, hauptsächlich tierischen Zutaten aus. Sie wird extrem hart – so fühlt sich eine echte Babassu-Seife mit dem (teuren!) Babassuöl an.

- 240 g Schweineschmalz
- 240 g Kokosfett
- 20 g Lanolin
- 20 g Rizinusöl
- 4 TL Zucker
- 2 TL Salz
- 170 g Wasser
- 74 g NaOH ÜF 8,5 %
- 10 g äther. Öl Orange
- 4 g äther. Öl Teebaum
- 4 g äther. Öl Anis
- 1 TL blaues Farbpulver

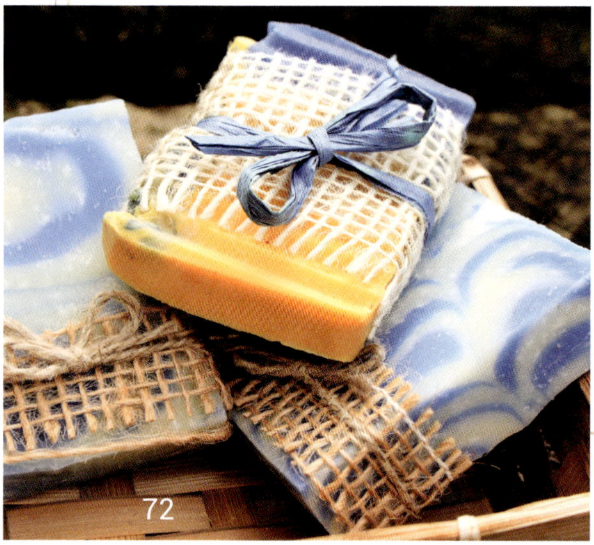

· Zucker und Salz direkt in dem Wasser auflösen, mit dem später die Lauge angesetzt wird.

· Der starke Anisduft ist nicht jedermanns Geschmack. Ich mag diesen süßen Duft sehr gern, er hält sich monatelang in der fertigen Seife.

· Die Muschel-Technik (Seite 130) erfordert etwas Geduld beim Einfüllen und einen Seifenleim, der länger fließfähig bleibt. Mindestens zwei Farben herstellen und eine etwas größere Seifenform wählen. An den Ecken und in der Mitte des Randes immer von der gleichen Stelle aus mit jeder Farbe abwechselnd sehr kleine Mengen Seifenleim in die Form gießen. Es bilden sich farbige Ringe.

Preisgünstige Zutaten

Bauernhofseife

In dieser Seife werden zwei Fette, wie sie früher auf Bauernhöfen üblich waren, mit Olivenöl verseift. Das Schmalz und der Rindertalg kommen idealerweise vom Direktvermarkter deines Vertrauens. Es dürfen keine Zusätze wie Salz oder anderes enthalten sein. Er wird begeistert sein, wenn er erfährt, dass sein Fett zum Seifensieden verwendet wird.

- 200 g Schweineschmalz
- 100 g Rindertalg
- 200 g Olivenöl
- 165 g Wasser
- 64 g NaOH ÜF 6 %
- 20 g äther. Öl Zitrone
- 10 g äther. Öl Rosmarin
- ⅓ TL Eisenoxyd dunkelrot

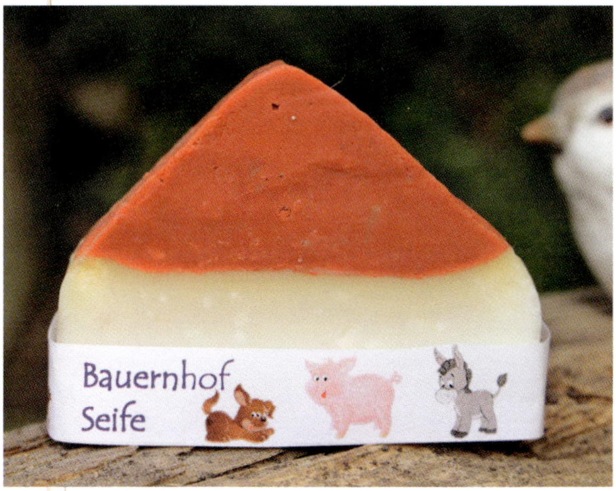

- Vom angedickten Seifenleim einen Teil wegnehmen und mit dem Eisenoxyd dunkelrot einfärben. Dieser Leim wird als Erstes in die dreieckig geformte Holzform gefüllt. Das soll später das Ziegeldach darstellen. Mit Alkohol besprühen – das dickt die Oberfläche an.
- Darauf erst gießt man sehr vorsichtig den weißen Seifenleim, am besten aus geringer Höhe über einen Kochlöffel.
- Gut zudecken und schlafen legen.

Schmalztiegel

- 150 g Schweineschmalz
- 150 g Kokosfett
- 125 g Rapsöl
- 70 g Sonnenblumenöl
- 1 TL Salz
- 1 TL Zucker
- 165 g Wasser
- 69 g NaOH ÜF 7 %
- 10 g äther. Öl nach Wunsch

- Das Salz wird in der angesetzten Lauge aufgelöst. Es erhöht die Festigkeit der fertigen Seife.
- Der Zucker wird ebenso in der angesetzten Lauge gelöst. Er verbessert die Schaumbildung.
- Den Schmalztiegel gut isolieren und schlafen legen.

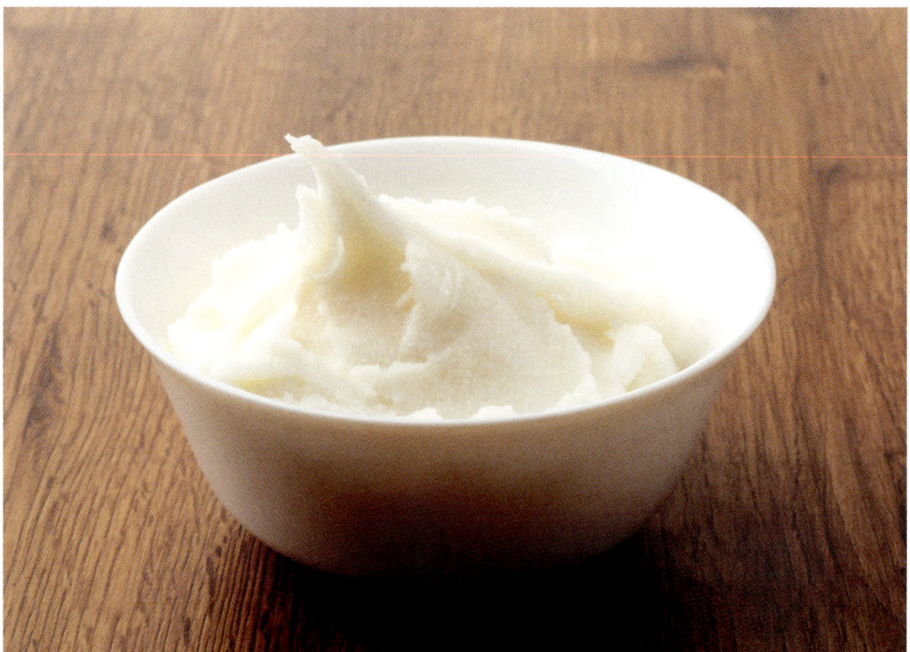

Altwiener Kokosölseife mit Lanolin

- 430 g Kokosöl
- 30 g Lanolin
- 60 g Mandelöl
- 180 g Wasser
- 76 g NaOH ÜF 15 %
- ⅓ TL Eisenoxyd dunkelrot
- 10 g äther. Öl Orange süß
- 4 g äther. Öl Melisse
- 4 g äther. Öl Neroli
- 2 g äther. Öl Patchouli zum Fixieren

• Das Eisenoxyd dunkelrot mit einigen Tropfen Wasser anrühren und nur einen geringen Teil des Seifenleims damit färben.

• Dieses Rezept aus dem alten Wien ist mit 15 % überfettet. Das ist aufgrund des hohen Anteiles von Kokosöl notwendig, damit diese Seife die Haut nicht zu sehr austrocknet.

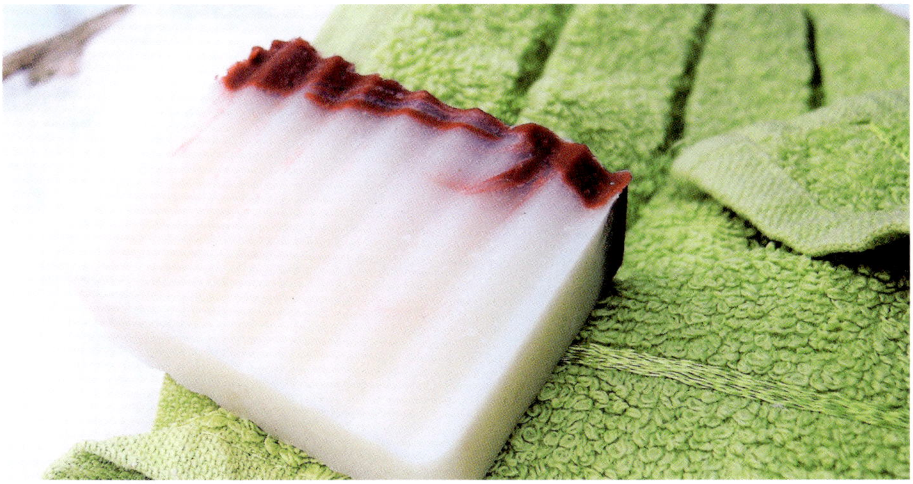

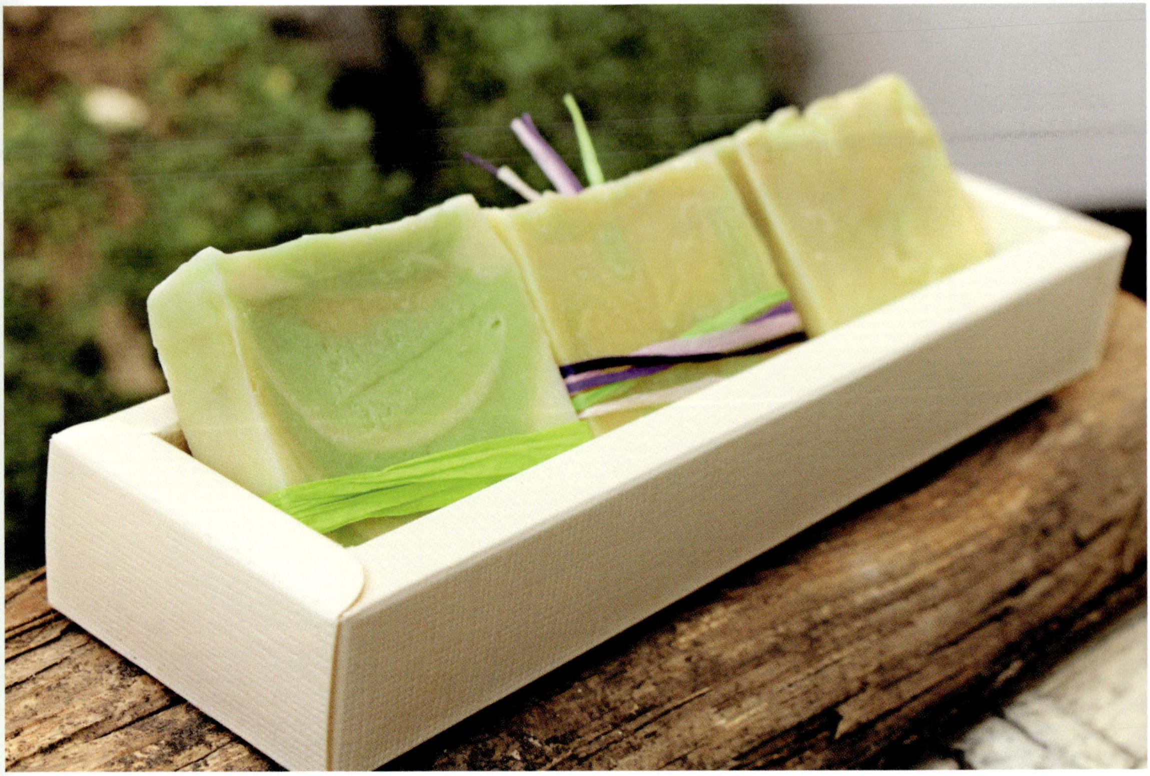

Aus dem Obst- und Gemüsefach

Mit Karottensaft und fein pürierten Gurken, getrockneten oder frischen Tomaten und Tomatensaft lassen sich ausgefallene Seifen herstellen.

Das ausgewählte Gemüse färbt bereits den Seifenleim – manchmal mehr, manchmal weniger.

Bitte die Gemüsesäfte idealerweise eiskalt oder zumindest einen Teil davon gefroren zum Anrühren der Lauge verwenden.

Früchte habe ich noch nicht sehr oft in Seifen gemixt, da ich persönlich lieber Kräuter und Blüten verseife.

Die Verseifung von Avocado, Mango und Banane sowie Ananassaft gelingt garantiert und Rezepte gibt es dazu ausreichend, für mich muss es aber nicht sein.

Meine Devise: Das gesunde Obst esse ich lieber direkt vom Strauch. Zusätzlich steht für mich wieder der Umweltaspekt im Raum: Wenn schon Obst verarbeiten, dann doch lieber saisonal und heimisch. Irgendwann werde ich Versuche mit meinen eigenen Aronia-, Goji-, Heidel-, Him- und Erdbeeren wagen – vermutlich aber wird jede Beeren-Seife braun.

Neben der Farbgebung durch Karotten oder Paradeiser spricht einzig die Versorgung der Haut mit Vitaminen für die Verwendung von Obst und Gemüse.

Heutzutage ist beides, sofern gewünscht, regional oder aus kontrolliert biologischem Anbau zu erwerben.

Aufgrund des hohen Fruchtzuckers im Obst produziert die fertige Seife schönen Schaum.

Aus demselben Grund bitte die Obstseifen nur moderat oder gar nicht isolieren, um eine Überhitzung zu vermeiden.

Aus gesunden Zutaten wird jedenfalls eine gesunde Seife.

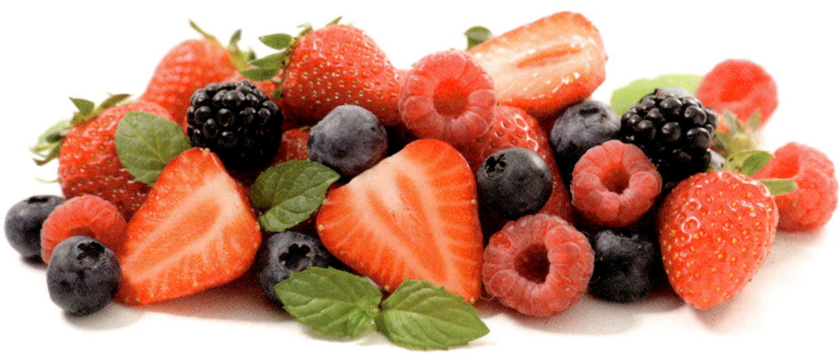

Mangobutter und Mango

Mangoseife

Diese Mangoseife rühre ich inzwischen nicht mehr, da ich möglichst viele unnötige Transportwege vermeiden will. Die Mango-Zutaten im Rezept lassen sich jedoch wunderbar austauschen: Verwende Avocadobutter und pürierte Avocado oder kombiniere Kakaobutter mit pürierter Banane. Bitte immer die NaOH-Menge neu berechnen.

- 120 g Kokosöl
- 30 g Mangobutter
- 125 g Rapsöl
- 100 g Olivenöl
- 100 g Sonnenblumenöl
- 25 g Rizinusöl
- 170 g Wasser
- 68 g NaOH ÜF 7 %
- 1 EL Mango püriert
- ev. orange Mineralfarbe

• Die Mango fein pürieren und zum Schluss unter den Seifenleim heben.

• Falls gewünscht, kann ein kleiner Teil orange gefärbt werden.

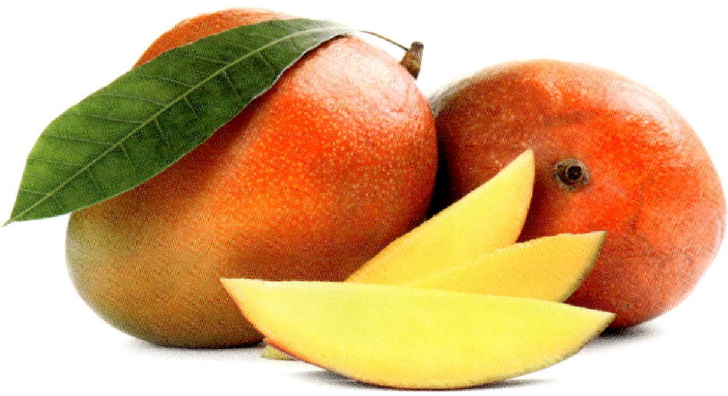

Mit natürlichem Bienenwachs

Grüner Apfel

- 125 g Sheabutter
- 125 g Kokosfett
- 15 g Bienenwachs
- 100 g Olivenöl
- 100 g Rapsöl
- 35 g Avocadoöl
- 66 g NaOH ÜF 8 %
- 150 g Wasser
- 20 ml Apfelsaft, ca. 1 Schuss
- 30 ml Parfumöl Grüner Apfel
- ev. grüne Farbe

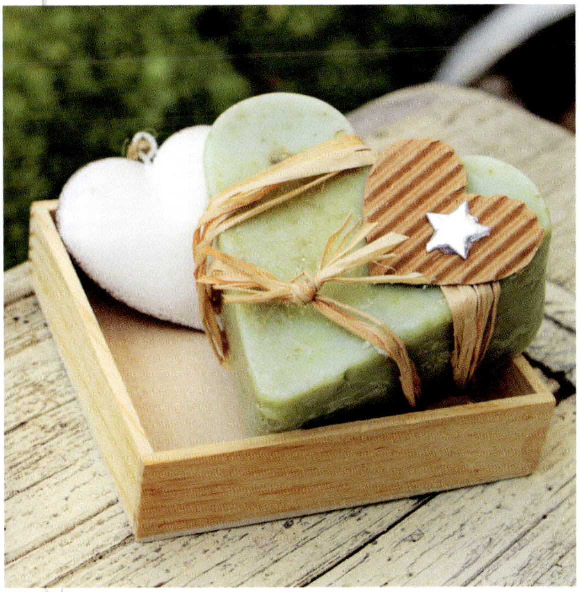

- Das Wasser mit dem Schuss Apfelsaft mischen und damit die Lauge anrühren.
- Die Fette zubereiten und warm weiterverarbeiten, sodass das Bienenwachs noch flüssig bleibt.
- Andicken und eventuell einen Teil grün färben.
- Das Parfumöl zügig mit der Hand unterheben und sofort abfüllen.
- Das Bienenwachs heizt auf, daher lieber kühl stellen.

Das Avocadoöl kann gerne durch heimische Öle ersetzt werden, ich bevorzuge Schweineschmalz, Rindertalg oder Lanolin. Alle drei erzeugen eine sehr feste Seife. Dann bitte die NaOH-Menge neu berechnen.

Herzenssache

Weiß:
- 250 g Kokosöl
- 235 g Distelöl
- 160 g Wasser
- 70 g NaOH ÜF 9 %

Färbig:
- 250 g Kokosöl
- 235 g Distelöl
- 160 g Karottensaft Natur (ohne Zusätze)
- 70 g NaOH

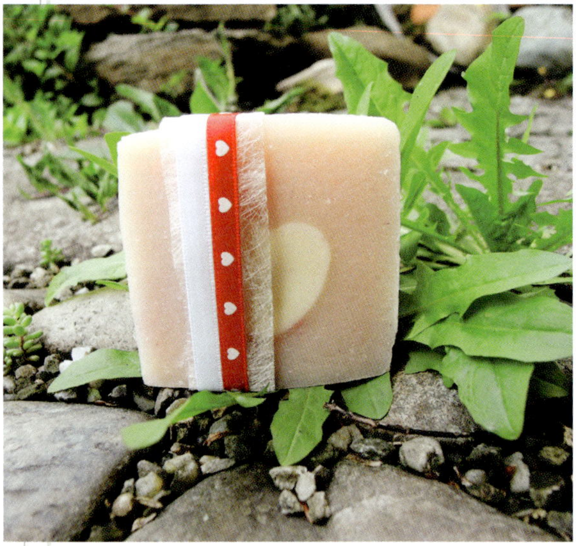

- Mit dem weißen Seifenleim gießt man zuerst Herzen oder andere kleine Förmchen (Seite 150).
- Erst am nächsten Tag bereitet man den färbigen Seifenleim zu und drückt die weißen Herzen in die Formen. Statt Karottensaft kann auch pürierte Gurke verwendet werden. Oder man färbt mit einem bunten Farbpulver.
- Beim Aufschneiden kommt dann das schöne Herzmuster zum Vorschein.

Je nach Formengröße ist eine Halbierung oder Verdoppelung der Rezeptmenge notwendig.

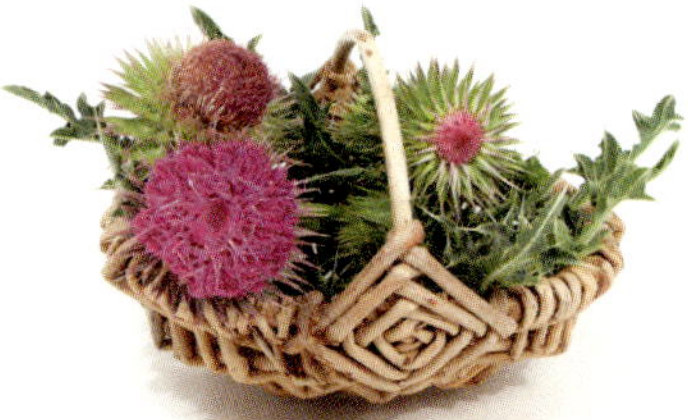

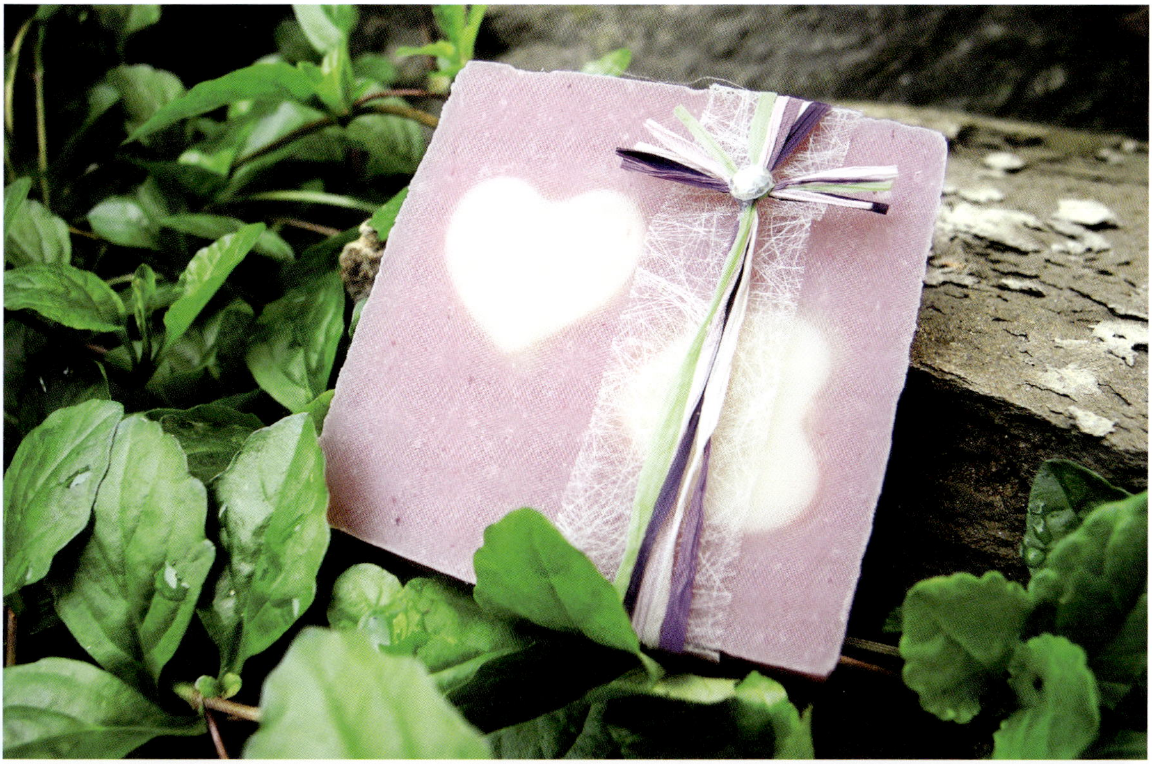

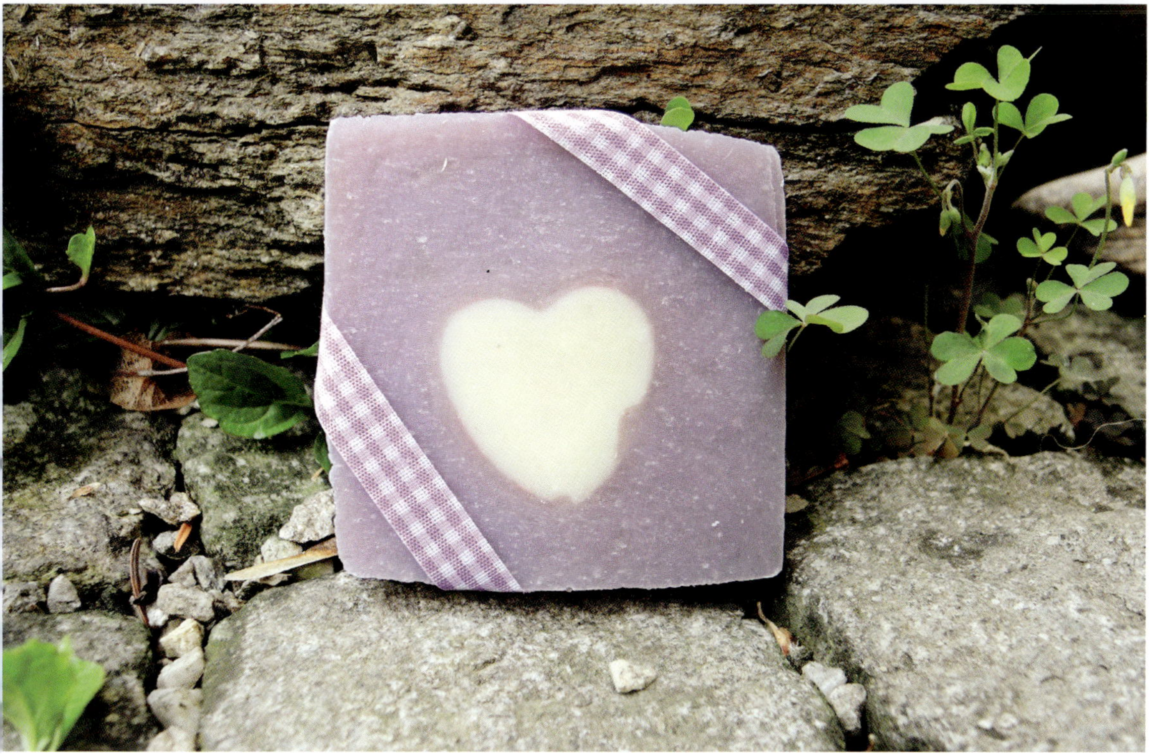

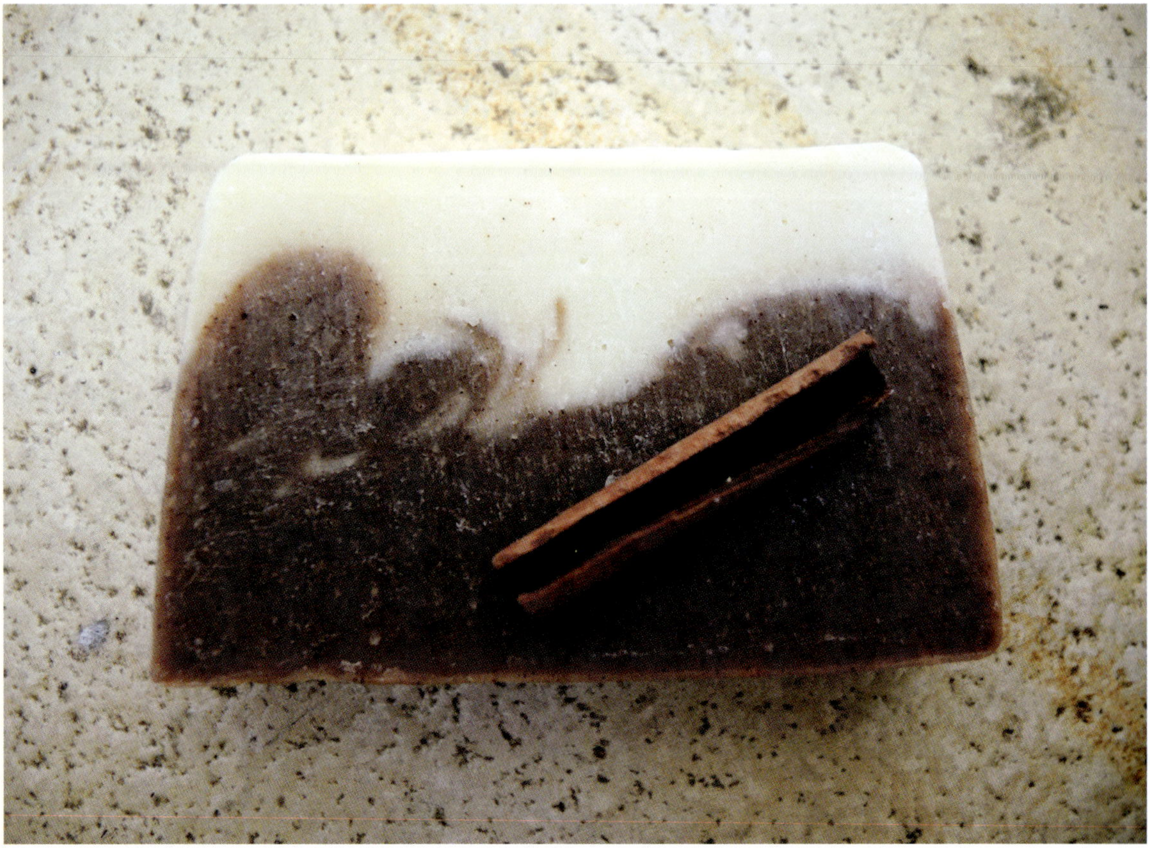

Gewürzseifen

Sehr praktisch in der Verarbeitung sind fein gemahlene Gewürzpulver.

Intensiv duftende, wie zum Beispiel Zimt, beduften und färben den Seifenleim zugleich. Zimtrinde, Sternanis und Gewürznelken kannst du in einer starken Mühle fein mahlen. Die gröberen Teile bitte aussieben und eventuell nochmals mahlen.

Auch Anis und Fenchelsamen behalten ihren süßlichen Duft in der fertigen Seife.

Geruchsneutrale Pulver, wie zum Beispiel Paprikapulver, lassen alle Duft-Wünsche zu und bieten wunderschöne natürliche Farbeffekte. Das Paprikapulver ist in Form winzig kleiner Pünktchen zu erkennen.

Kakao färbt gleichmäßig braun und ist ideal für winterliche Seifenkreationen.

Annattopulver wird aus den Samen eines Baumes gewonnen und als Lebensmittelzusatzstoff zum industriellen Färben von Käse und Butter eingesetzt.

Mit dem geruchsneutralen Annattopulver wird ein hübsches Orange erreicht.

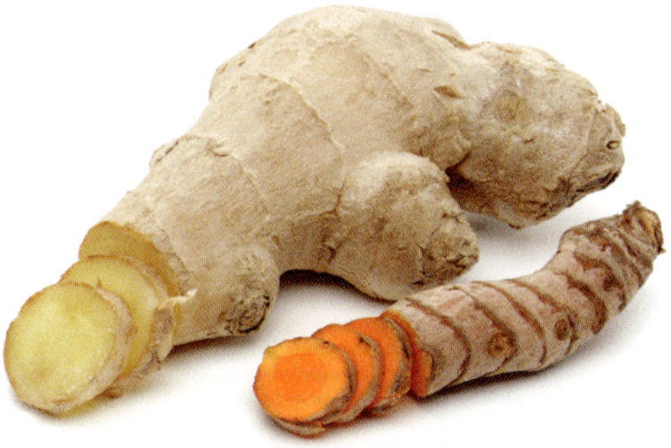

Die meisten Gewürze gedeihen nur in warmen Ländern und müssen importiert werden. Eine erfreuliche Ausnahme sind Ingwer und Kurkuma, die im Süden Österreichs bereits von innovativen Jungbauern angebaut werden. Die intensiv färbende Kurkuma-Wurzel kannst du frisch in den Seifenleim einarbeiten – oder du verwendest das getrocknete Pulver. Beide Wurzeln werden mit ihrer dünnen Schale verarbeitet.

Bleibt noch die Nutzung von Orangen- oder Zitronenschale. Beide gelten zwar als Obst, die getrockneten und gemahlenen Schalen bezeichne ich jedoch als Gewürzpulver. Du erzielst mit ihnen einen dezenten bis kaum spürbaren Peelingeffekt in der Seife und kannst sie zum Fixieren der Düfte einsetzen.

Auch die Schalen von Bio-Limetten und Bio-Grapefruit sind dafür gut geeignet.

Kurkuma-Seife

- 160 g Rapsöl
- 140 g Kokosfett
- 125 g Schweineschmalz
- 75 g Maiskeimöl
- 10 g Rizinusöl
- 70 g NaOH ÜF 8 %
- 170 g Wasser
- 1 TL Kurkuma
- 13 g äther. Öl Litsea

• Das Rizinusöl kann sowohl direkt im Seifenleim mit allen anderen Fetten angedickt oder als Überfettungsöl von Hand untergerührt werden.

• Eine Hälfte mit Kurkuma gelb färben. Die Farbe ist sehr natürlich und strahlt.

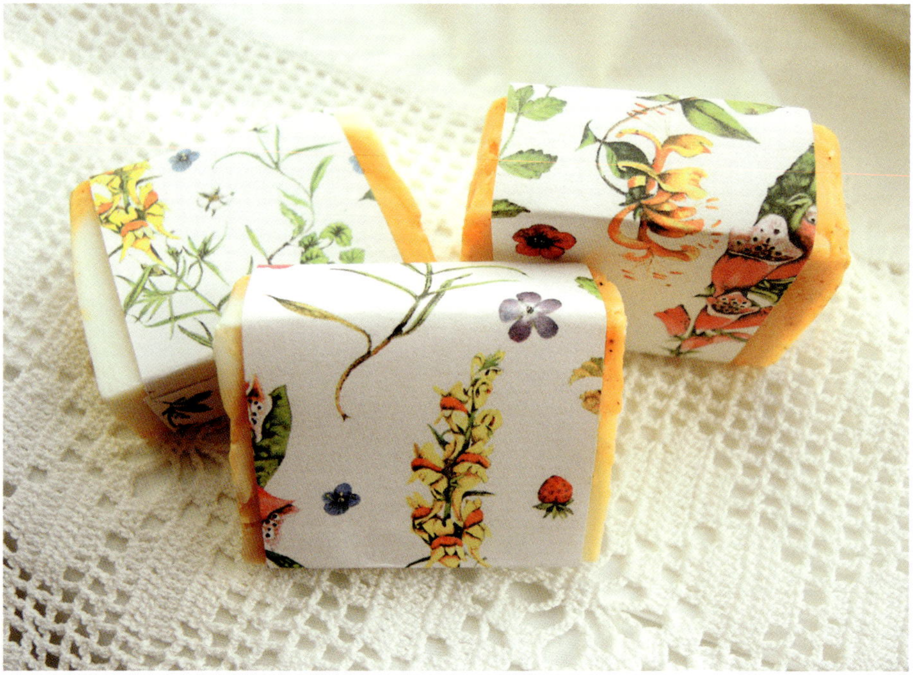

Orangenseife mit Annattopulver

Wenn man darauf achtet, sehr helle Öle zu nehmen, bleibt der ungefärbte Seifenleim sehr weiß.

- 250 g Schweineschmalz
- 150 g Kokosöl
- 150 g Walnussöl
- 100 g Rapsöl
- 50 g Sonnenblumenöl
- 50 g Mandelöl
- 250 g Wasser
- 99 g NaOH ÜF 9 %
- 1 TL Annattosamenpulver
- ½ TL Orangenschale, fein gemahlen
- 30 g äther. Öl Orange

• Ein Drittel des Seifenleims mit Annattosamenpulver mischen.

• Ein Drittel mit Orangenschalenpulver mischen.

• Ein Drittel des Seifenleims naturfarben lassen.

• In beliebigen Schichten einfüllen.

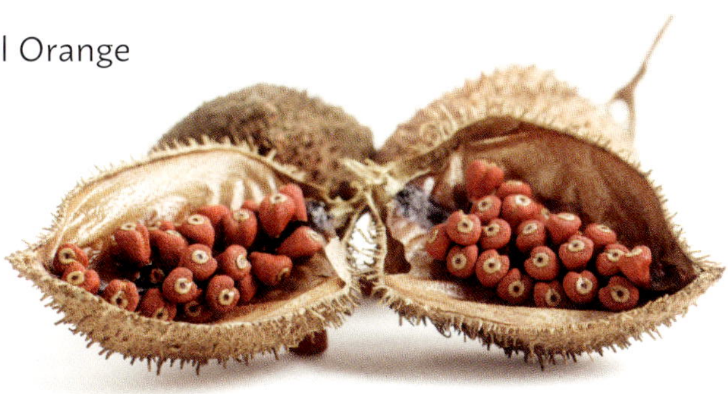

Orangenschalen-Seife

Trockne zuerst die Schale einer Bio-Orange und mörsere sie zu sehr feinem Pulver. Du erzielst damit zwar keine Farbe, jedoch wird der Orangenduft gut in der Seife fixiert. Für ein farbliches Highlight sorgt etwas orange Seifenfarbe.

- 250 g Kokosöl
- 250 g Sheabutter
- 150 g Sonnenblumenöl
- 100 g Rapsöl
- 100 g Olivenöl
- 100 g Maiskeimöl
- 50 g Erdnussöl
- 335 g Wasser
- 135 g NaOH ÜF 7 %
- 25 g äther. Öl Orange
- 1 g äther. Öl Patchouli zum Fixieren
- 1 EL Orangenschalenpulver
- ½ TL Micas orange

• Die Orangenschale mit den ätherischen Ölen quellen lassen, diese Paste kommt später in den kompletten Seifenleim.

• Nach dem Andicken des Seifenleims kannst du einen Teil zusätzlich orange färben.

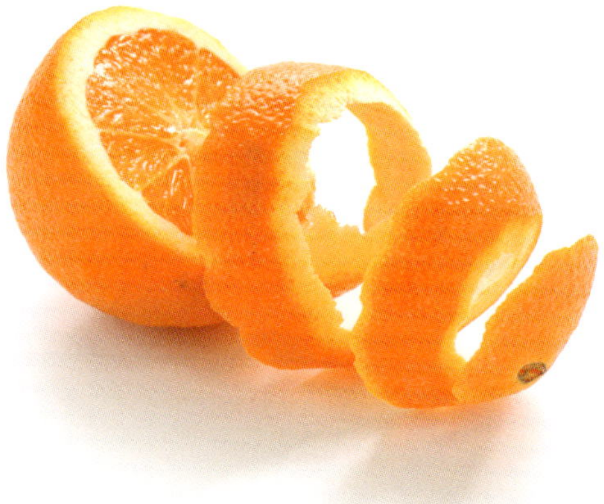

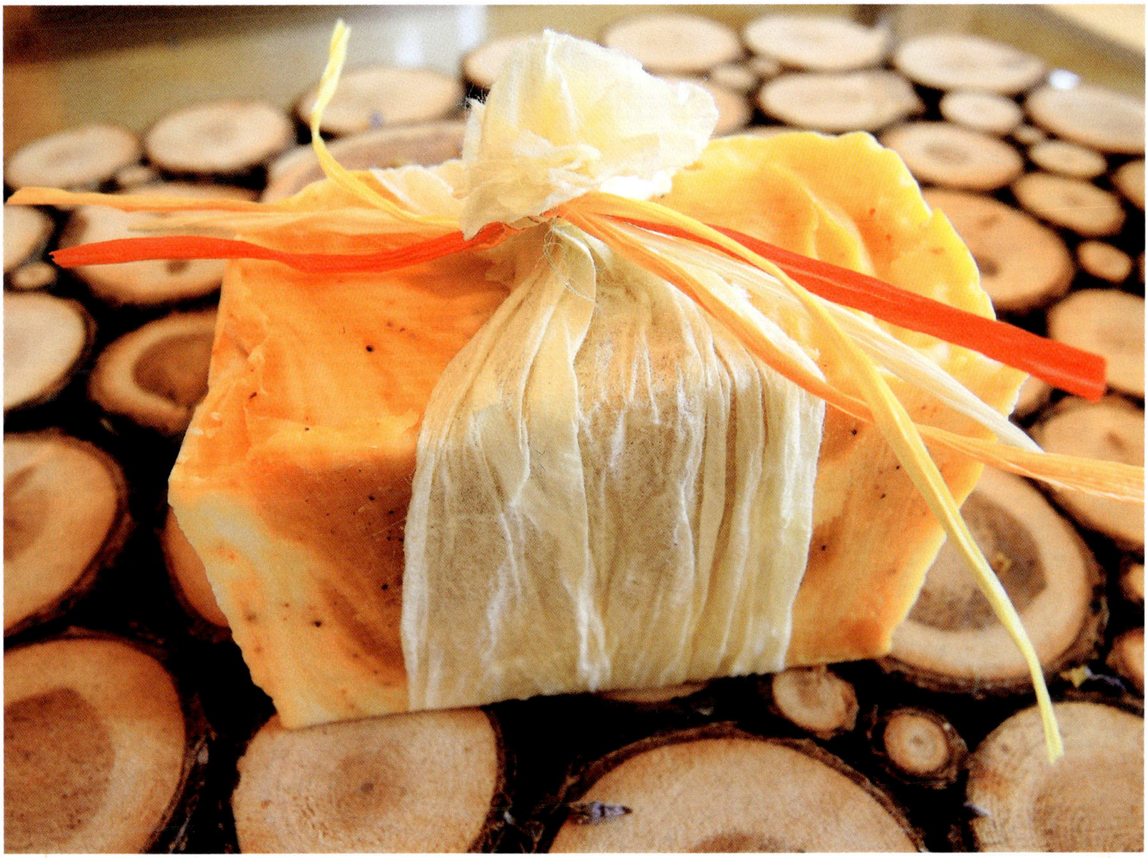

TIPP

Die Topf-in-Topf-Marmorierung (Seite 127) passt außerordentlich gut für diese Orangenseife. Dafür den ungefärbten und den orangen Seifenleim etwas stärker andicken. Nun den orangen Leim mit einem Schwung in den Topf mit dem ungefärbten Leim schütten. Ohne weiter umzurühren, den Inhalt in die bereitgestellte Form gießen. Daraus ergibt sich eine wunderschöne Marmorierung. Diese Seifenstücke sind Unikate.

Weihnachtliche Gewürzseife

- 170 g Kokosöl
- 45 g Kakaobutter
- 45 g Schweineschmalz
- 210 g Olivenöl
- 200 g Rapsöl
- 220 g Wasser
- 92 g NaOH ÜF 7 %
- ½ TL Zimtpulver
- 4 g äther. Öl Zimt
- 3 g äther. Öl Sternanis
- 3 g äther. Öl Nelkenknospe
- 2 g äther. Öl Fenchel

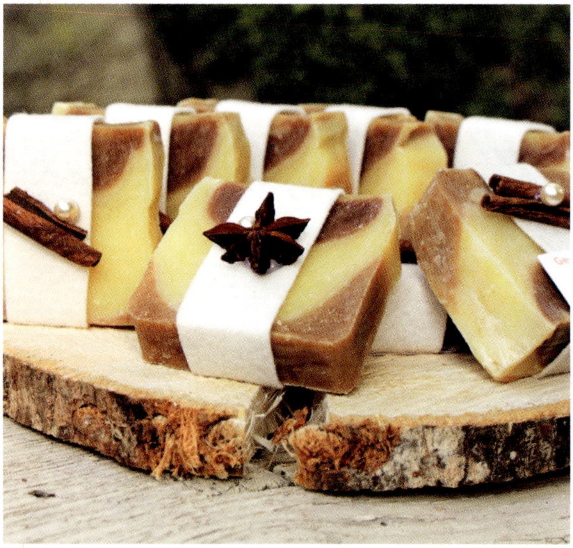

• Einen Teil mit dem Zimtpulver braun färben. Hier bitte auch das ätherische Zimtöl dazugeben, da es den Seifenleim braun verfärbt.

• Die restlichen ätherischen Öle sollten keine Verfärbung verursachen, ansonsten kannst du einen Teil gänzlich unbeduftet lassen.

Diese Seife stimmt fantastisch auf Advent und Weihnachten ein.

Wenn die Seife als persönliches Weihnachts- oder Wichtelgeschenk gedacht ist, soll sie bereits im Oktober oder November hergestellt werden. Nur dann kann sie ausreichend reifen.

Sie behält erstaunlich lange den Weihnachtsduft.

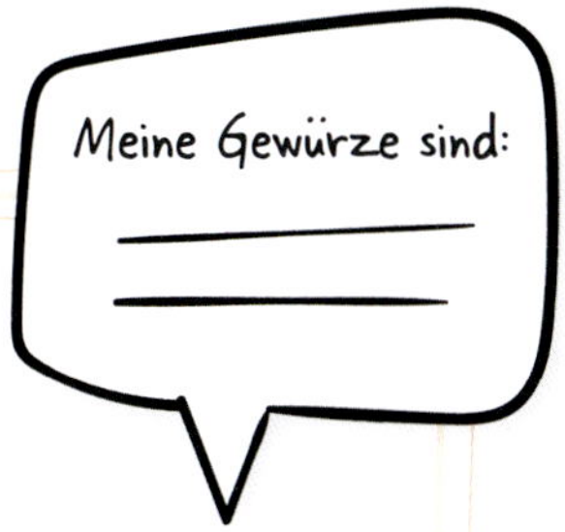

Pflegetraumschaum

- 140 g Kokosöl
- 280 g Olivenöl
- 60 g Rizinusöl
- 30 g Sheabutter
- 160 g Wasser
- 69 g NaOH ÜF 8 %
- 20 g Weihnachtsduftöl
- 1 TL Kakaopulver

• Das Gewürz-Duftöl kannst du selbst aus verschiedenen naturreinen ätherischen Ölen mischen. Verwende dafür je nach Verfügbarkeit Zimt, Gewürznelke, Anis oder Sternanis sowie Kardamom. Aufgepasst, denn diese Öle färben die Seife braun.

• Auch ein synthetisches Vanille-Duftöl färbt braun und dickt rasch an.

• Ein kleiner Teil Seifenleim wird mit dem Kakaopulver vermischt. Der braune Farbton hält sich gut.

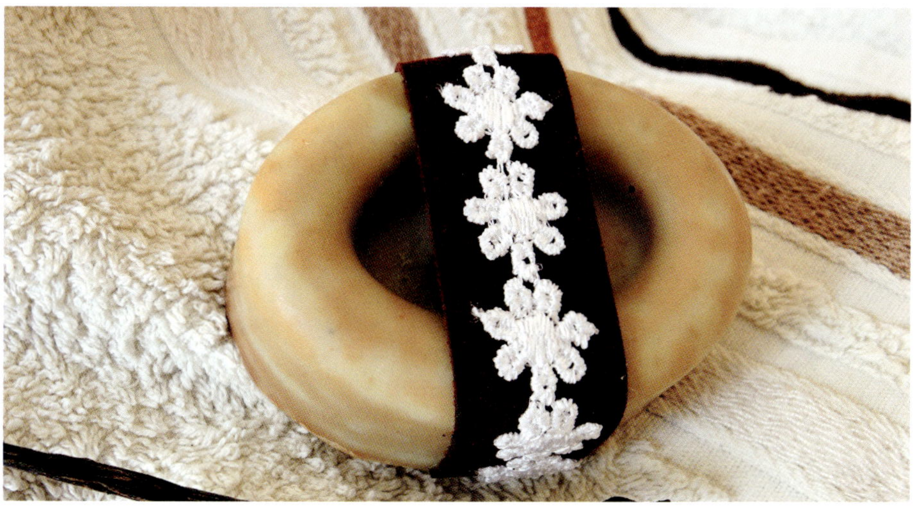

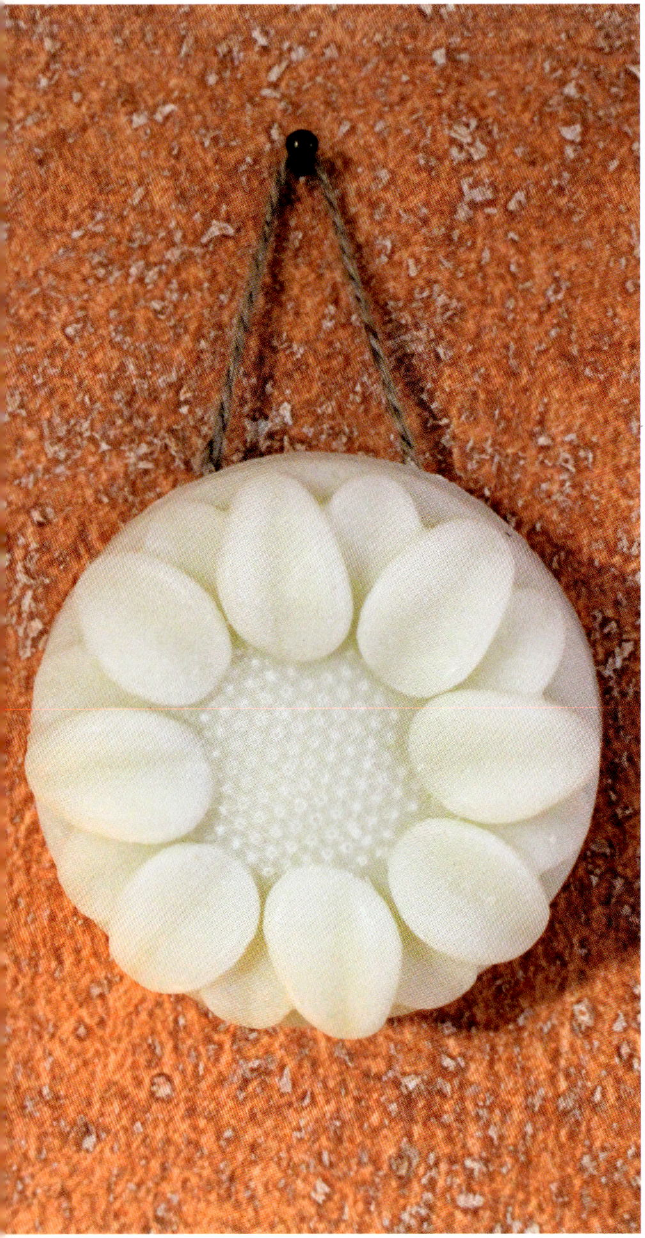

Salz und Sole

Seifen können auch entweder mit ganzen Salzkörnern oder mit flüssiger Salzsole hergestellt werden.

Feinkörniges Salz kratzt weniger auf der Haut als grobkörniges, außer du schätzt diese Art von Peeling. Schon nach mehrmaliger Benützung der Seife wird die Oberfläche glatter.

Es kann maximal die dreifache Menge Salz (3 Mal die gesamte Fettmenge) zugegeben werden. Mir reicht jedoch schon eine Zugabe in Höhe der einfachen Fettmenge (Verhältnis 1:1).

Unbedingt zu naturreinem Salz ohne Zusätze oder Rieselhilfen greifen. Meersalz, Himalayasalz oder Wüstensalz sind möglich, vielleicht nicht immer notwendig. Für mich ist Natursalz aus dem Alpenraum einwandfrei geeignet.

Ich muss anmerken, dass diese körnigen Salzseifen sehr wasseranziehend sind. Es bilden sich Tröpfchen auf der Oberfläche, verursacht durch die Luftfeuchtigkeit. Zur Abhilfe lagere ich sie auf gut saugendem Papier oder Stoff.

Soleseifen liebe ich sehr. Sie sind glatt, sehr hart und rutschen bereitwillig aus jeder Einzelform. Durch die sehr hohe Überfettung vermitteln sie beim Waschen und Duschen ein geschmeidiges und gepflegtes Hautgefühl.

In meinem Haushalt steht sowieso immer eine gesättigte Salzsole bereit. Sie dient besonders beim Sport als mineralstoffreiches Getränk.

Solltest du noch keine fertige Salzsole zur Verfügung haben, so gib 26 g Salz in 100 ml Wasser und warte, bis es sich aufgelöst hat. Diese 26 %ige Salzsole ist unbegrenzt haltbar. Du kannst sie auf Vorrat herstellen.

Bereits die Zugabe von ein bis zwei Esslöffeln gesättigte Sole beim Anrühren der Lauge machen für die Seife einen deutlichen Unterschied. So kann man alle herkömmlichen Rezepte abändern, um Soleseifen zu fertigen. Dann einfach die benötigte Wassermenge verringern und die Überfettung neu anpassen.

Je höher der Salzanteil, desto höher die Überfettung.

Salz- und Soleseifen erzeugen keine großen Schaumberge, jedoch kannst du es mit Lanolin oder etwas zusätzlichem Zucker als Schaumförderer versuchen. Ebenso begünstigt eine lange Lagerung das Schaumverhalten.

Sie sind als Gesichtsseife und für den gesamten Körper gleichermaßen gut geeignet.

Im Vordergrund stehen die pflegenden und heilenden Eigenschaften sowie die positive Wirkung bei Problemhaut. Logischerweise wird auf die Zugabe von Farben und ätherischen Ölen verzichtet.

Salz- und Soleseifen höher überfetten

Salzseife

- 150 g Kokosöl
- 50 g Lanolin
- 100 g Sheabutter
- 250 g Rapsöl
- 50 g Haselnussöl
- 200 g Wasser
- 74 g NaOH ÜF 12 %
- 500 g Salz feinkörnig

Den Seifenleim wie üblich andicken. Kurz bevor das Puddingstadium erreicht ist, bitte von Hand das feinkörnige Salz unterheben. Die Masse dickt nun weiter an.

Unbedingt in Einzelförmchen füllen, da sich die Körner in dieser Salzseife nicht gut schneiden lassen.

Schlafen legen und isolieren.

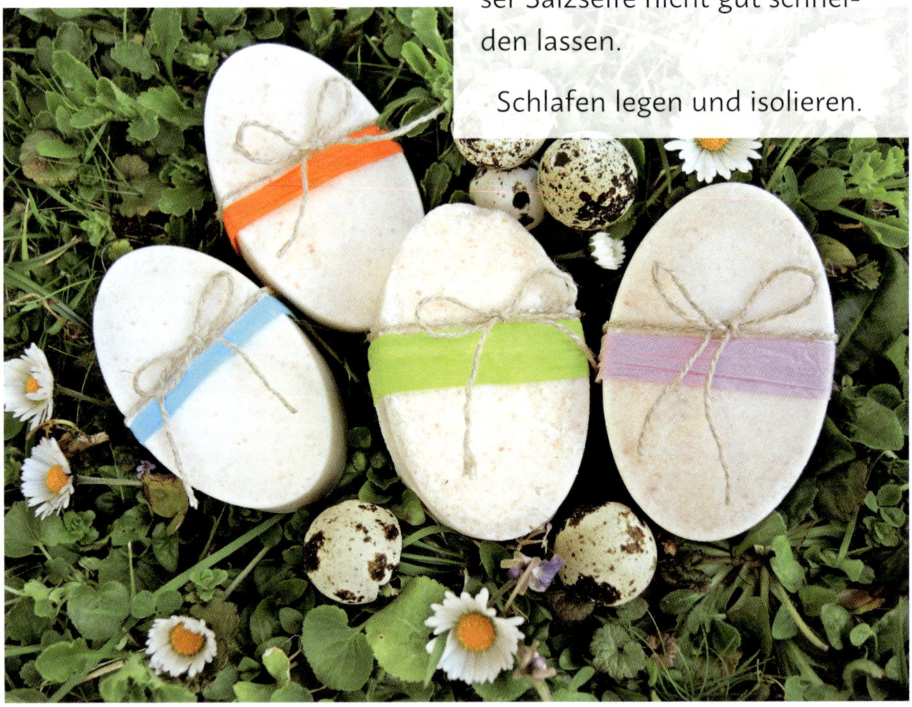

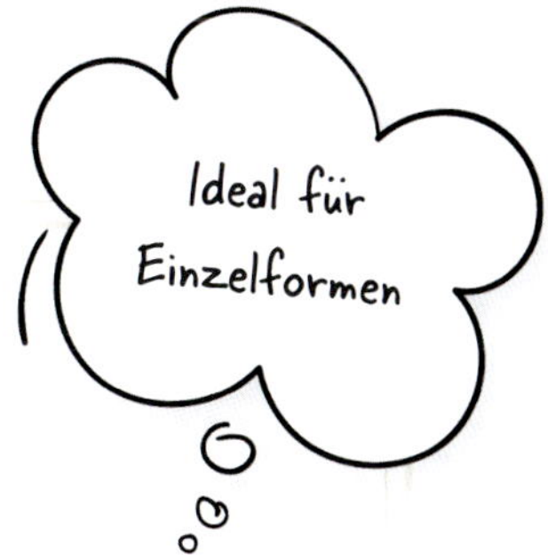

Soleseife

- 250 g Kokosöl
- 110 g Schweineschmalz
- 50 g Sheabutter
- 30 g Lanolin
- 30 g Rizinusöl
- 30 g Traubenkernöl
- 160 g Salzsole 26 %ig
- 68 g NaOH ÜF 12 %

· Die festen Fette schmelzen, die flüssigen Öle dazugeben.

· Die Lauge mit der Salzsole zubereiten.

· Bei optimaler Temperatur andicken und unbedingt in Einzelformen füllen.

· Schlafen legen und isolieren.

· Diese Seife wird schön glattrandig und bleibt cremeweiß.

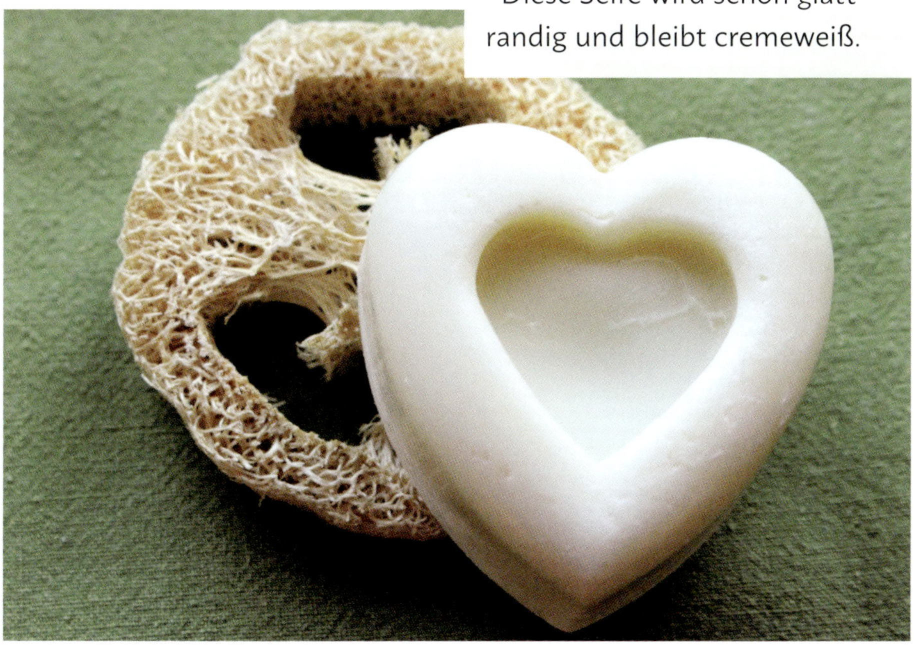

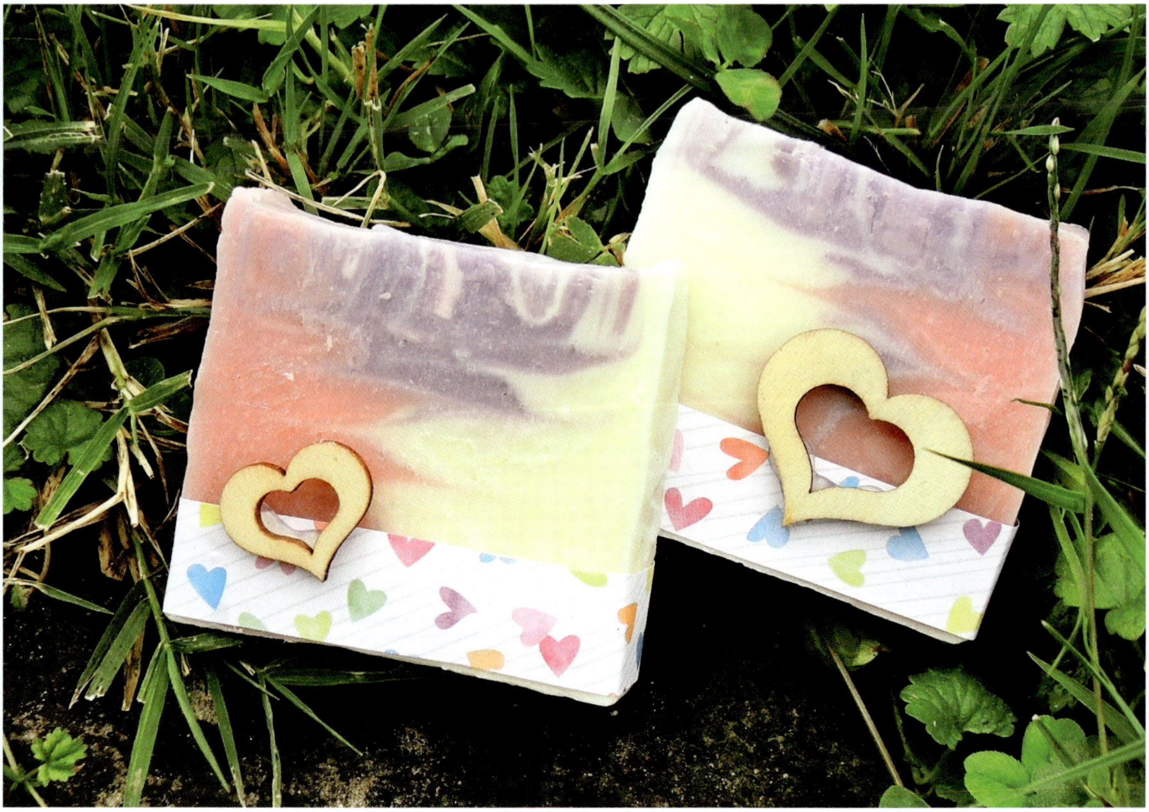

Besondere Seifen

In diese Rubrik fallen Seifen, die mit einzigartigen Zutaten hergestellt werden oder die durch ihre Gestaltung besonders auffallen.

Zirbenherz

Diese Seife wird mit einem Zirbenhydrolat anstatt nur mit Wasser hergestellt. Das Zirbenholzhydrolat kann selbst destilliert werden. Sollte das nicht möglich sein, verwende einfach Wasser.

- 250 g Schweineschmalz
- 250 g Kokosfett
- 250 g Olivenöl
- 210 g Rapsöl
- 40 g Rizinusöl
- 330 g Zirbenholz-Hydrolat
- 136 g NaOH ÜF 8 %
- 30 g äther. Öl Zirbelkiefer
- 1 TL Salz

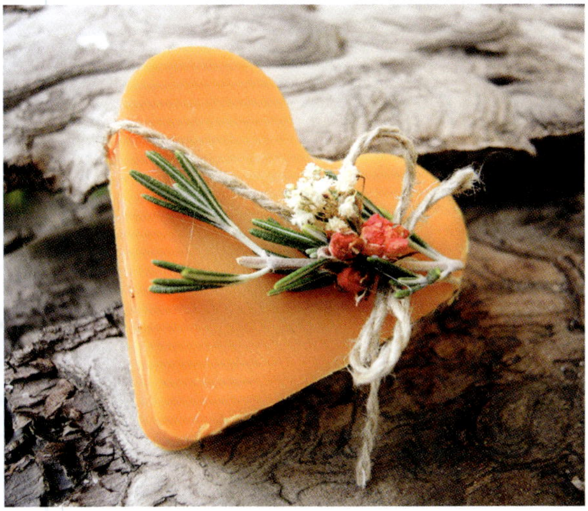

· Das Salz wird im Hydrolat für die Lauge aufgelöst und angesetzt. Es dient zur besseren Aushärtung der Seife.

· Zur stärkeren Fixierung des Duftes wird das ätherische Öl mit 1 EL vom abgewogenen Rizinusöl vermengt. Das restliche Rizinusöl kommt zur vermehrten Schaumbildung direkt in den Seifenleim.

· Bei diesem Rezept kann es sein, dass die fertige Seife einige Tage länger braucht als andere Seifen, bis sie sich aus der Form lösen lässt. Auch eine Reifezeit von mindestens acht Wochen tut dieser Seife gut.

Mit echtem Kürbiskernöl

Steirerherz

Das Steirerherz schlägt grün. Die Steirerherz-Seife wird mit echtem Kürbiskernöl gemacht. Das natürliche Grün verblasst mit der Zeit – das deutet auf ein echtes Naturprodukt hin. Der charakteristische Kernölgeruch ist anfangs leicht wahrnehmbar und verschwindet dann allmählich.

- 250 g Kokosöl
- 100 g Sheabutter
- 50 g Kakaobutter
- 50 g Mandelöl
- 50 g Kürbiskernöl
- 160 g Wasser
- 73 g NaOH ÜF 8 %
- 9 g äther. Öl Petitgrain
- 6 g äther. Öl Rosmarin
- ½ TL grüne Farbe

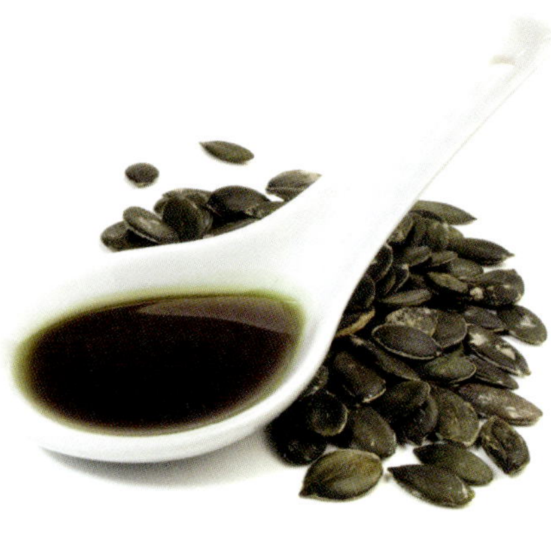

- Lauge ansetzen.
- Alle Fette zubereiten, inkl. Kürbiskernöl.
- Bei richtiger Temperatur andicken.
- Ein Teil des Seifenleimes kann mit grüner Farbe zusätzlich gefärbt werden. Das erzeugt einen besseren Kontrast. Beduften und einfüllen.
- Schlafen legen.

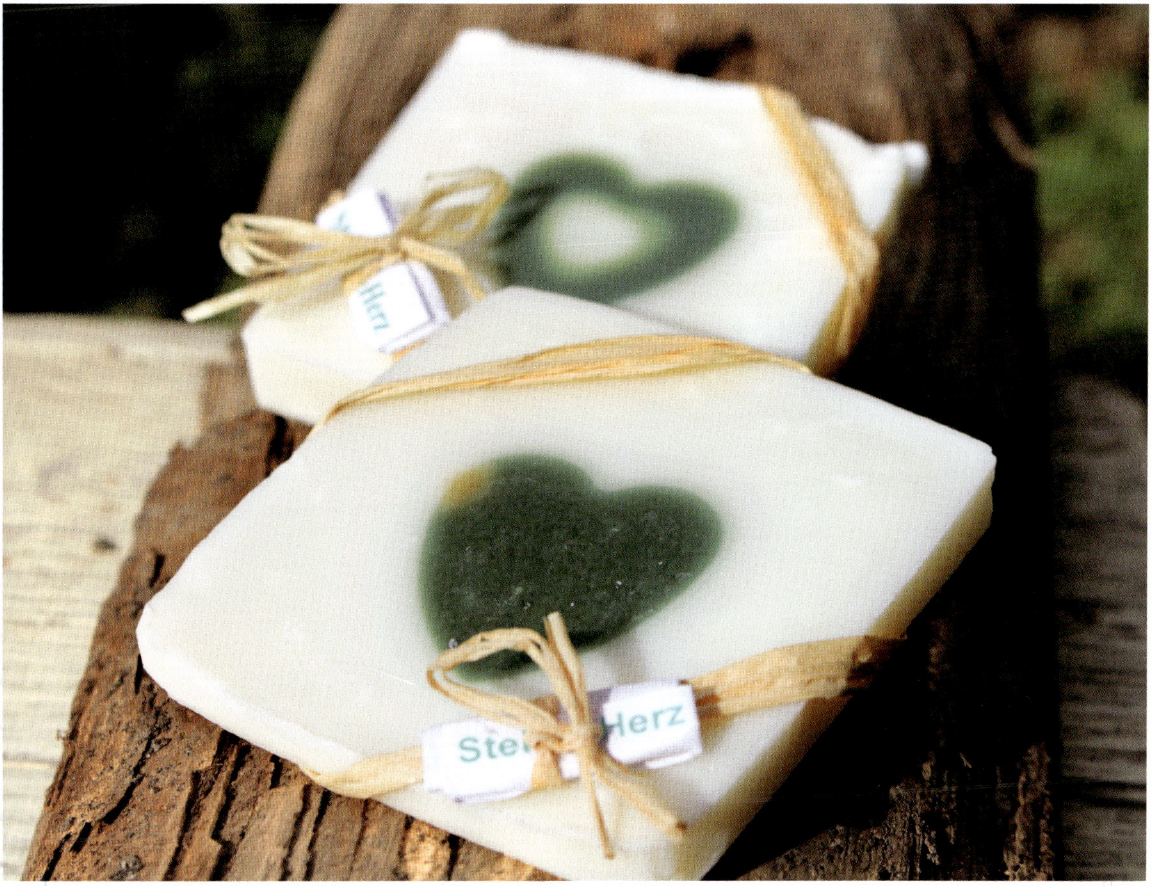

Ich habe mir mit dieser Seife viel Arbeit angetan und im ersten Schritt nur grüne Herzen hergestellt und sie im zweiten Schritt mit weißem Leim in eckige Formen gefüllt. Für den weißen Leim das Kürbiskernöl weglassen und die NaOH-Menge neu berechnen.

So schlägt mein Steirerinnenherz!

Heu-Seife

Duftendes Heu aus Blüten und Kräutern

Für diese Seife musst du im Sommer dein eigenes Heu machen. Das ist bio und steckt voller kostbarer Inhaltsstoffe. Daraus wird ein Tee zubereitet.

- 120 g Kokosöl
- 115 g Schweineschmalz
- 120 g Olivenöl
- 120 g Mandelöl
- 25 g Rizinusöl zum Überfetten
- 165 g Heu-Tee, eiskalt
- 68 g NaOH ÜF 7,5 %
- 10 g Duftöl Heu
- ½ TL Eisenoxyd gelb
- ½ TL Micas sonnengelb

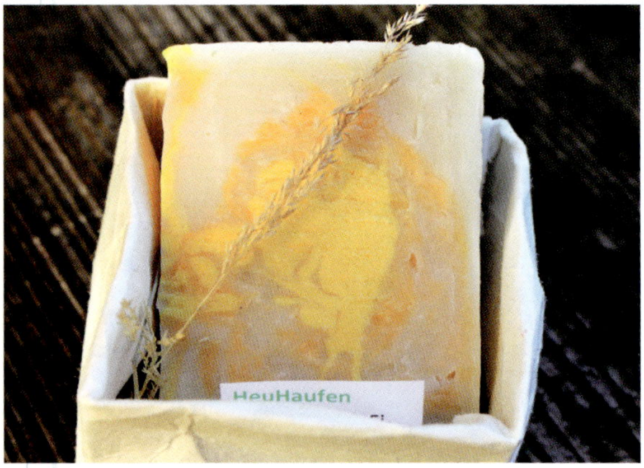

· Du kannst den Duft auch aus echten ätherischen Ölen nach Lust und Laune mischen. Kräuterdüfte passen immer.

· Einen starken Tee mit deinem eigenen duftenden Heu ansetzen und eiskalt verwenden.

· Den Seifenleim wie gewohnt herstellen. Mit den gelben Farbpulvern mehrere Seifenleime getrennt färben und mit der Marmorier-Technik (Seite 127) in die Form füllen. Zum besseren Durchmischen der gelben Farben kann man einen dünnen Stab durch den Seifenleim ziehen.

Kräuterkunst

Für diese exquisite Seife sind zwei Arbeitstage notwendig. Am 1. Tag wird der weiße Unterteil gemacht. Am nächsten Tag werden die Kräuter dekorativ angeordnet und mit einer transparenten Glyzerinseife fixiert.

- 150 g Kakaobutter
- 150 g Sheabutter
- 300 g Sonnenblumenöl
- 15 g Rizinusöl
- 200 g Wasser
- 77 g NaOH ÜF 6,5 %
- 15 g äther. Öle nach Wahl
- 200 g Glyzerinseife transparent
- gepresste Kräuter

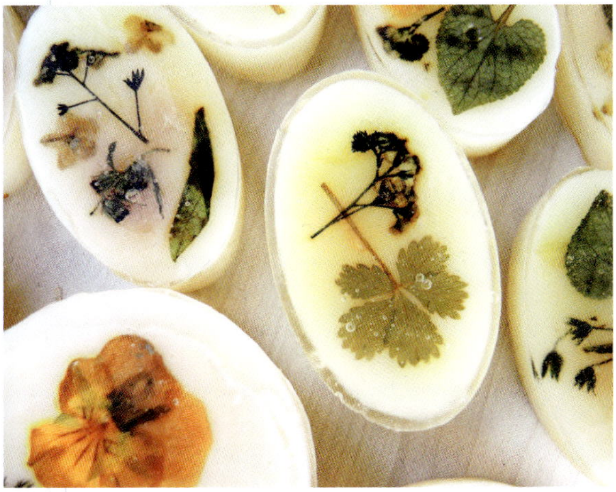

- Den weißen Seifenleim in eine flache Form oder kleine Silikonformen füllen, jedoch nicht ganz bis zum Rand. Es muss noch etwas Platz frei bleiben.
- Am nächsten Tag die getrockneten Blätter und Blüten dekorativ auf die Seife legen.
- Langsam und mit wenig Hitze die Glyzerinseife sanft schmelzen und vorsichtig über die Kräuter gießen. Bitte darauf achten, dass sich keine Bläschen bilden.
- Nach dem vollständigen Aushärten können passende Seifenstücke geschnitten werden.
- Die durchscheinenden Blätter und Blüten machen diese Seife besonders edel!

Aleppo-Seife

- 390 g Olivenöl
- 65 g Lorbeeröl 13 %
- 45 g Kokosöl
- 168 g Wasser
- 65 g NaOH ÜF 7 %
- 3 g äther. Öl Petitgrain
- 2 g äther. Öl Benzoe Siam

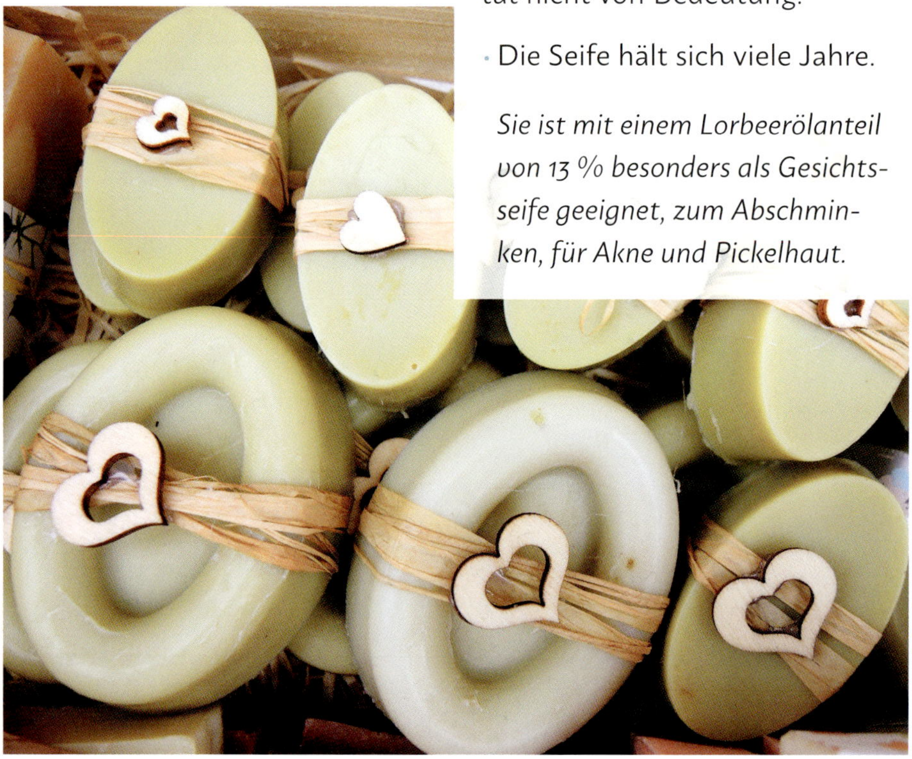

- Die Aleppo-Seife bekommt den sanften grünlichen Farbton nur vom wertvollen grünen Lorbeeröl. Die Farbe verblasst jedoch mit der Zeit (ähnlich wie beim Kürbiskernöl). Das ist für die gleichbleibend hohe Qualität nicht von Bedeutung.
- Die Seife hält sich viele Jahre.

Sie ist mit einem Lorbeerölanteil von 13 % besonders als Gesichtsseife geeignet, zum Abschminken, für Akne und Pickelhaut.

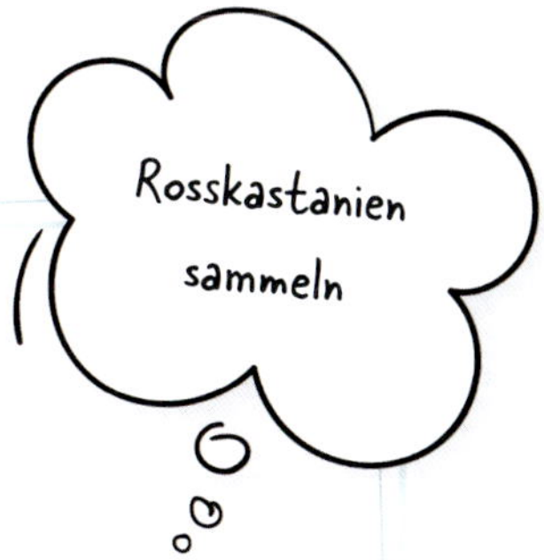

Rosskastanienseife

Rosskastanie ist bekannt und beliebt als Heilmittel bei Venenproblemen. Diese Seife eignet sich besonders gut zum Waschen der Beine.

- 100 g Kokosöl
- 100 g Kastanienölauszug in Olive
- 67 g Rosskastanienwasser
- 30 g NaOH ÜF 6 %
- 1 EL Heilerde
- 25 Tr. äther. Öl Wacholder oder Rosmarin

- Am Vortag muss das Rosskastanienwasser angesetzt werden, damit sich die Saponine herauslösen. Dafür 3 Rosskastanien mit Schale zerkleinern und mit 70 g destilliertem Wasser übergießen. Am nächsten Tag abseihen und die Lauge damit anrühren.

- Diese Seife kann auch nur mit Olivenöl zubereitet werden. Für eine verstärkte Wirkung empfiehlt sich unbedingt ein Ölauszug mit zerkleinerten Kastanien. Dieser Aufwand lohnt sich.

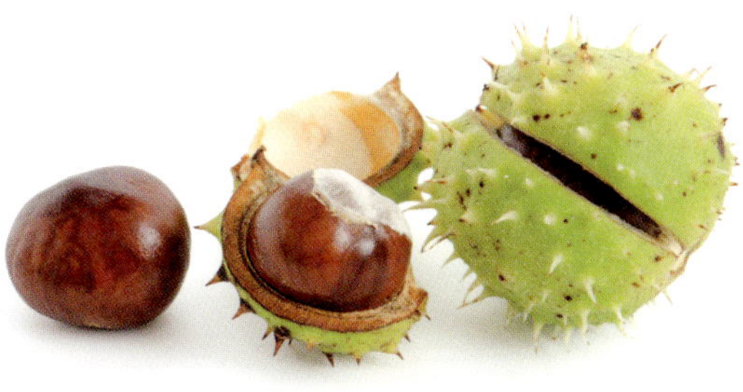

Brösel-Seife

Bunte Seifenreste aufbrauchen

Diese Seife ist besonders praktisch und schaut jedes Mal anders aus. Alle bunten Seifenschnipsel, die beim Schneiden und Ausformen ständig anfallen, sammle ich eine Zeit lang und mische sie dann in meine „Brösel-Seife“. So können kleinste Futzel und Brösel optimal verwertet werden.

- 125 g Kokosöl
- 125 g Sheabutter
- 125 g Olivenöl
- 50 g Sonnenblumenöl
- 50 g Avocadoöl
- 64 g NaOH ÜF 8 %
- 160 g Wasser
- 15 g äther. Öl nach Wahl, z.B. Salbei
- Seifenreste, grob und fein

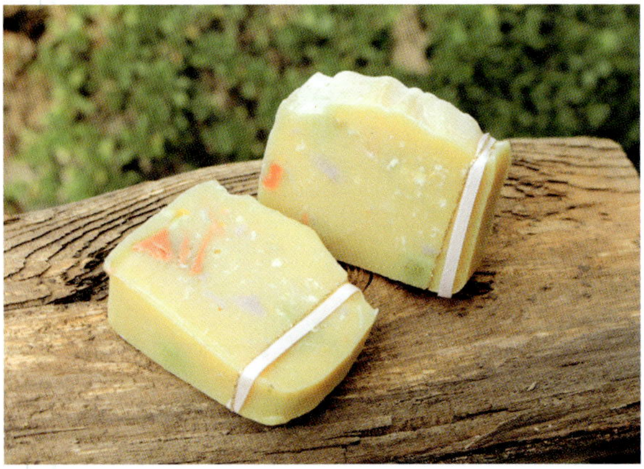

Es gibt zwei Varianten:

- Die Seifenreste können in den gesamten angedickten Seifenleim gerührt werden. Oder sie werden am Schluss oben auf die befüllten Formen gestreut und behutsam angedrückt.
- Gut isolieren, damit sich die alten Seifenschnipsel mit der frischen Seife verbinden.

Seifenkugeln

Diese besonderen Seifenkugeln dürfen sogar mit Kindern hergestellt werden, da keine Natronlauge verwendet wird.

› 250 g Seifenschnipsel
› 100 ml Rosen-Hydrolat oder Wasser
› 70 g Speisestärke
› 3 Tr. äther. Öl Rosengeranie
› Rosenblüten

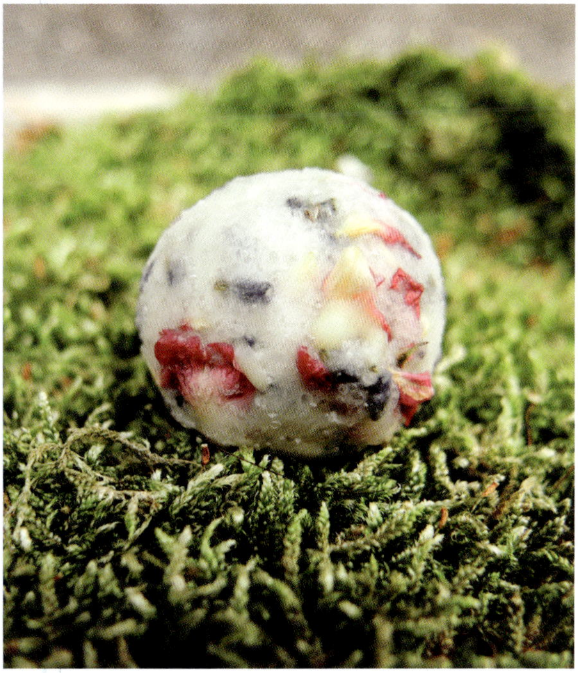

· Nimm alle Seifenschnipsel, die bisher angefallen sind. Wenn du kein Hydrolat hast, so koche Leitungswasser ab und löse die Seifenraspeln darin auf. Sie quellen und verbinden sich zu einer homogenen Masse.

· Nun kannst du Stärkepulver, ätherisches Öl und einige Blüten untermischen und mit den Händen Kugeln formen.

· Einige Tage gut trocknen lassen.

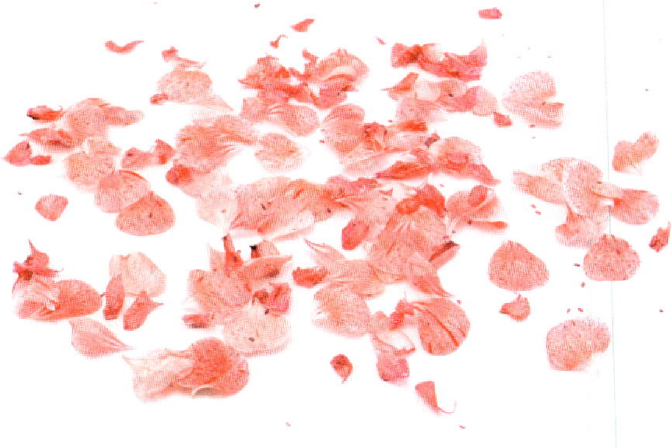

Kaffee-Seife

Für dieses Rezept habe ich sehr lange getüftelt. Es werden flüssiger Kaffee sowie das aufgebrühte Kaffeepulver verarbeitet. Grundsätzlich bindet Kaffee Küchengerüche, daher ist die Beduftung dieser Seife etwas schwierig. Am geeignetsten sind Zitrusdüfte.

- 200 g Schweineschmalz
- 150 g Kokosfett
- 15 g Bienenwachs
- 75 g Olivenöl
- 75 g Rapsöl
- 25 g Kakaobutter
- 125 g Kaffee, sehr kalt
- 60 g Schlagobers, flüssig
- 74 g NaOH ÜF 7 %
- 1 TL Kaffeepulver-Satz
- ¼ TL Orangenschale, gemörsert
- 12 g äther. Orangenöl

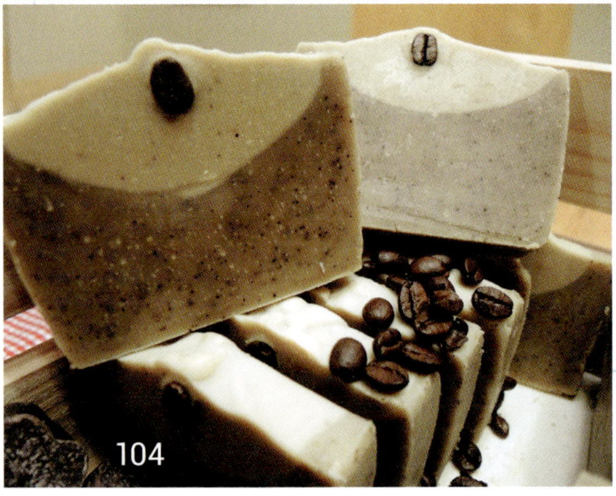

· Nur mit dem kalten, schwarzen Kaffee die Lauge ansetzen.

· Zuerst Bienenwachs, Schmalz und Kokosfett schmelzen. Raps- und Olivenöl dazugeben.

· Die Orangenschale in die geschmolzene Kakaobutter geben und mit dem ätherischen Öl quellen lassen.

· Nach dem Andicken Schlagobers, Kaffeepulver und die Orangenpaste einrühren und weiter andicken.

· Ich habe zusätzlich einen Teil des Seifenleims aufgehellt.

· Nur wenig bis gar nicht isolieren, da Schlagobers und Bienenwachs stärker aufheizen.

Liebe Grüße aus Mureck

Mureck-Seife

Diese Seife kommt aus meiner Heimatstadt und spiegelt Mureck wider. Die blaue Ecke stellt die Mur und die grüne Ecke den Auwald dar. Die gelbe Ecke stellt die Goldrute und die pinke Ecke das Springkraut in den Mur-Auen dar. Die weiße Ecke steht für die Bärlauchblüten, die im Frühling den Waldboden schmücken.

- 125 g Kokosfett
- 125 g Schweineschmalz
- 125 g Kakaobutter
- 125 g Olivenöl
- 125 g Sonnenblumenöl
- 209 g Wasser
- 83 g NaOH ÜF 9 %
- ½ TL Micas ultramarinblau
- 7 g äther. Öl Minze
- 3 g äther. Öl Wacholder

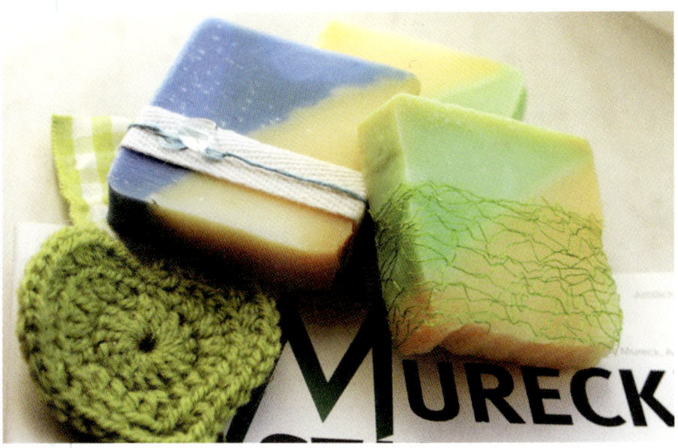

- Zuerst den Seifenleim in der gewünschten Farbe, z. B. blau für die Mur, herstellen. Die längliche Holzform schräg stellen, den blauen Leim einfüllen und ruhig etwas härten lassen. Um das oberflächliche Härten zu beschleunigen, einfach ein paar Spritzer hochprozentigen Alkohol auf die Oberfläche sprühen.

- Danach ein zweites Mal den Seifenleim anrühren, jedoch ohne Zugabe einer Farbe. Den weißen Leim vorsichtig über die eckige Schicht gießen.

Haarseifen

Das Haarewaschen mit festen Seifen funktioniert, sofern du bereit bist für das Experiment.

Der größte Unterschied zum Flüssig-Shampoo ist das geringere Schaumverhalten. Wir sind Schaumberge im Haar gewohnt – Seifenstücke produzieren nur gemäßigten Schaum. Dadurch hat man das Gefühl, dass die Seife bremst.

Mein Tipp dazu: Einfach durchhalten – du gewöhnst dich daran.

Nach einigen Wochen stellte sich bei mir die Kopfhaut auf die veränderten Bedingungen ein. So stand mehreren Haarseifen-Rezeptversuchen nichts mehr im Weg.

Inzwischen ist mein Haar so dankbar für diese natürliche Pflege, dass ich erst nach sieben bis vierzehn Tagen meine Haare wieder waschen muss.

Meine nassen, langen Haare kämme ich immer von unten nach oben durch. Manchmal gönne ich mir eine sogenannte *Saure Rinse*. Das ist ca. 1 Liter Wasser, versetzt mit einem Schuss Essig oder Zitronensaft, den ich zum Abschluss über die gewaschenen Haare gieße. Das *Essigwasser* oder *Zitronenwasser* bewirkt, dass sich die abstehenden Haarschuppen wieder anlegen und dadurch das Haar weicher und kämmbarer wird.

In der Apfelessig-Seife ist bereits ein Teil Essig enthalten, das spürst du tatsächlich.

Der gravierendste Unterschied zu Duschseifen ist die Überfettung. Haarseifen werden nur bis maximal 5 % überfettet. Ich mache sie gerne mit 3 %. So bin ich noch auf der sicheren Seite, ohne jedoch zu viel Fett auf der Kopfhaut zu hinterlassen. Du kannst gerne selbst ausprobieren, ob du Haarseifen lieber mit weniger (2 %) oder etwas mehr Überfettung (4 %) machen möchtest.

Ich bin der Ansicht, dass bunte Farben in Haarseifen nichts verloren haben. Auch Zusätze von Kräutern und Blüten würden sich nur im Haar verfangen. Hier liegt die Wertigkeit wieder einmal bei den Inhaltsstoffen.

Aus hochwertigen Zutaten kannst du eine Qualitätsseife herstellen!

Haarseifen werden meistens mit einem hohen Anteil Rizinusöl hergestellt, um die Schaumbildung zu verbessern. Deshalb tut ihnen eine längere Reifungszeit ausgesprochen gut. Die Eigenschaften verbessern sich mit jeder zusätzlichen Woche.

Nach dem Gebrauch ist es äußerst wichtig, dass die Seife gut abtrocknen kann. Durch den hohen Anteil an Rizinusöl kann sie sehr leicht matschig werden, wenn sie im Wasser steht. Es wäre doch zu schade um das kostbare Stück! Am besten legst du sie schräg auf eine Seifenablage, so gibt es nur wenig Auflagefläche und rundherum eine gute Luftzirkulation.

Ich lege Haarseife gerne auf eine Scheibe Luffaschwamm. Diese getrocknete Luffa-Gurke ist aufgrund ihrer Langlebigkeit sehr nachhaltig. Durch die löchrige Struktur trocknet auf ihr garantiert jede Seife.

Zusätzlicher Nutzen: Der Luffa-Schwamm zerkratzt keine heiklen Oberflächen im Badezimmer.

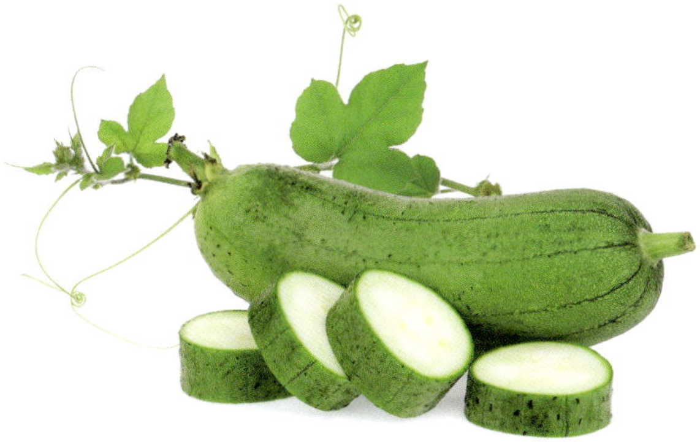

Brennnessel-Shampoo-Seife

Am Vortag einen starken Brennnesseltee zubereiten und unbedingt im Kühlschrank kühlen.

- 240 g Kokosöl
- 260 g Olivenöl
- 65 g Rizinusöl
- 65 g Traubenkernöl
- 65 g Jojobaöl
- 45 g Mandelöl
- 250 g Brennnesseltee, eisgekühlt
- 103 g NaOH ÜF 3 %
- 8 g äther. Öl Sandelholz
- 7 g äther. Öl Melisse

• Diese klassische Haarseife braucht etwas länger zum Reifen. Sie hat dafür selbst nach ein bis zwei Jahren noch eine hervorragende Qualität.

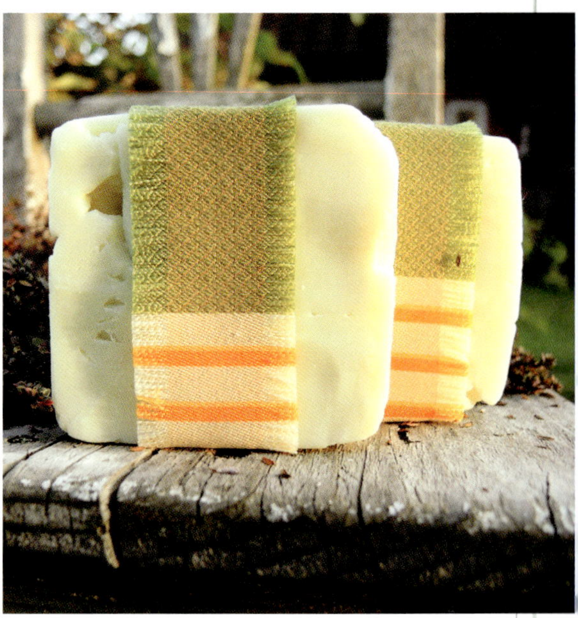

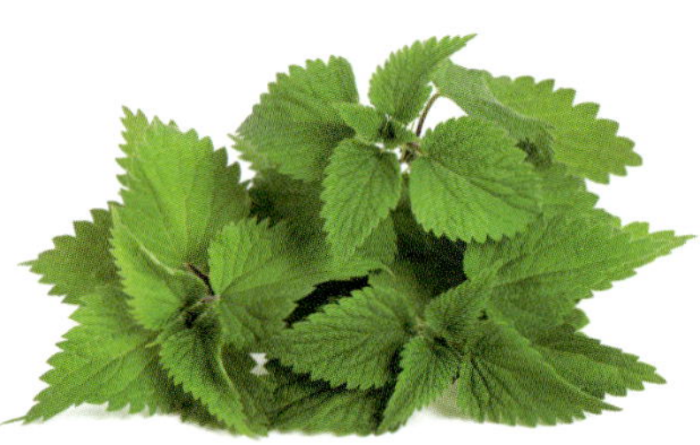

Mandelöl spendet Feuchtigkeit

Apfelessig-Seife

- 250 g Kokosöl
- 150 g Mandelöl
- 90 g Rizinusöl
- 40 g Jojobaöl
- 100 g Lemongras-Tee, kalt
- 80 g Apfelessig
- 79 g NaOH ÜF 3 %
- 6 g Lemongras
- 5 g Rosmarin

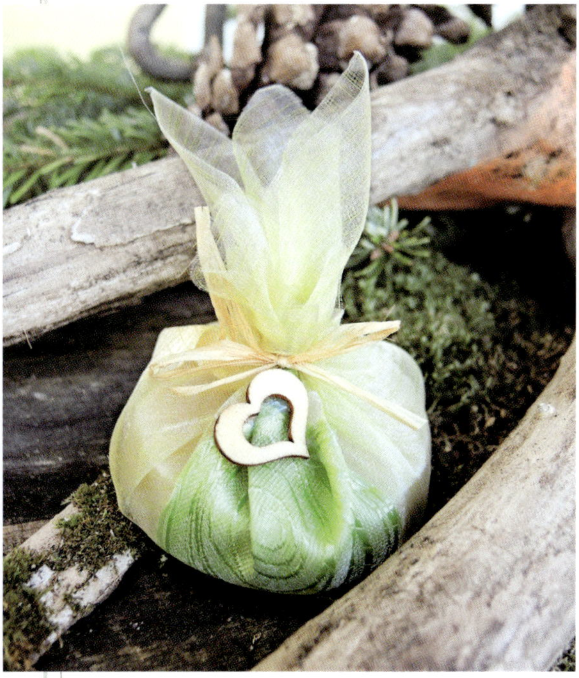

- In den sehr kalten Lemongras-Tee das NaOH einrühren. Abkühlen lassen.

- Die Öle mit der Lauge nur kurz andicken. Dann den Apfelessig in den Seifenleim ebenfalls mit dem Stabmixer einrühren. Achtung, jetzt dickt die Masse sofort an.

- Noch rasch die ätherischen Öle unterheben und den Seifenleim in einzelne Förmchen füllen.

- Schlafen legen und gut isolieren.

- Der Essiggeruch verflüchtigt sich mit der Trocknungszeit.

Blüte im Haar

Die Zugabe von Salz macht diese Seife fester.

- 130 g Kokosöl
- 130 g Olivenöl
- 100 g Rizinusöl
- 20 g Avocadoöl
- 20 g Traubenkernöl
- 13 g Jojobaöl zum Überfetten
- 1 TL Rosmarin oder Salbei
- 120 g Wasser für Tee
- 58 g NaOH ÜF 3 %
- 13 g Wasser für Salzwasser
- 1 TL Salz
- 9 g äther. Öl Lemongras
- 3 g äther. Öl Salbei

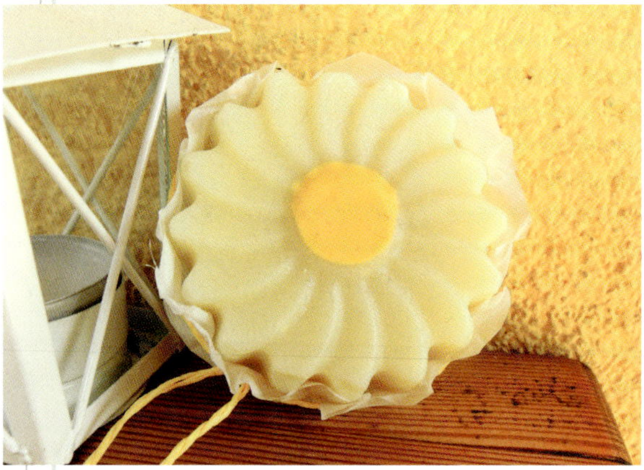

• Zuerst einen starken Tee mit Rosmarin oder Salbei zubereiten und auskühlen lassen. Sogar einfrieren ist möglich.

• Das Salz in 13 g Wasser auflösen.

• Die Lauge mit dem Tee zubereiten und das Salzwasser dazugeben.

• Die Fette und Öle ohne das Jojobaöl zubereiten und andicken. Das Jojobaöl zur Überfettung nur von Hand unterziehen. Die ätherischen Öle einarbeiten und den Seifenleim in einzelne Blütenformen aus Silikon einfüllen. Gut isolieren.

• Nach einigen Monaten ist diese Haarseife ideal und schäumt sogar beim Haarewaschen.

Salbei-Lavendel-Haarseife

Das ist wieder ein 25er-Grundrezept, allerdings mit dem Rizinusöl abgewandelt, um die Schaumeigenschaften zu verbessern. Die Überfettung als Haarseife liegt bei 2 %, dadurch wirkt sie stark entfettend auf der Kopfhaut.

- 125 g Kokosöl
- 125 g Sheabutter
- 125 g Olivenöl
- 100 g Sonnenblumenöl
- 25 g Rizinusöl
- 150 g Wasser oder Tee
- 71 g NaOH ÜF 2 %
- 5 g äther. Öl Salbei
- 5 g äther. Öl Lavendel
- Salbei und Lavendel für Tee
- 15 g Schlagobers flüssig

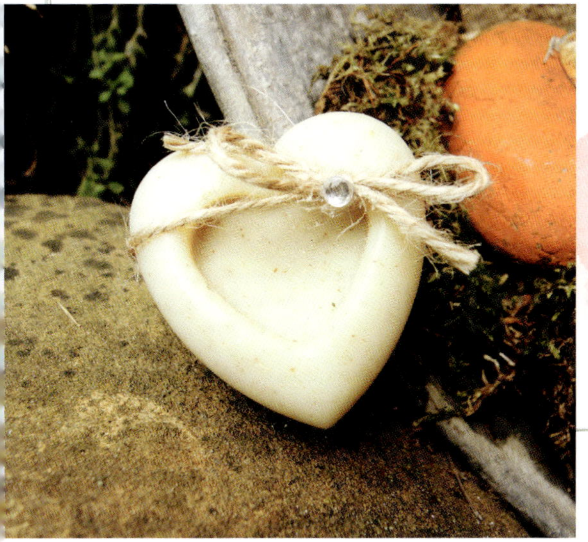

- Mit Salbei und Lavendel einen Tee zubereiten und sehr kalt stellen. Damit die Lauge ansetzen.

- In den fertig angedickten Seifenleim darf zur Verbesserung der Schaumqualität ein Schluck flüssiges Schlagobers (15 g) gerührt werden. Dann jedoch weniger isolieren.

- Unbedingt länger reifen lassen als andere Seifen.

Mit diesem Grundrezept kann selbstverständlich auch eine Körperseife gesiedet werden, dann bitte eine höhere Überfettung selbst ausrechnen.

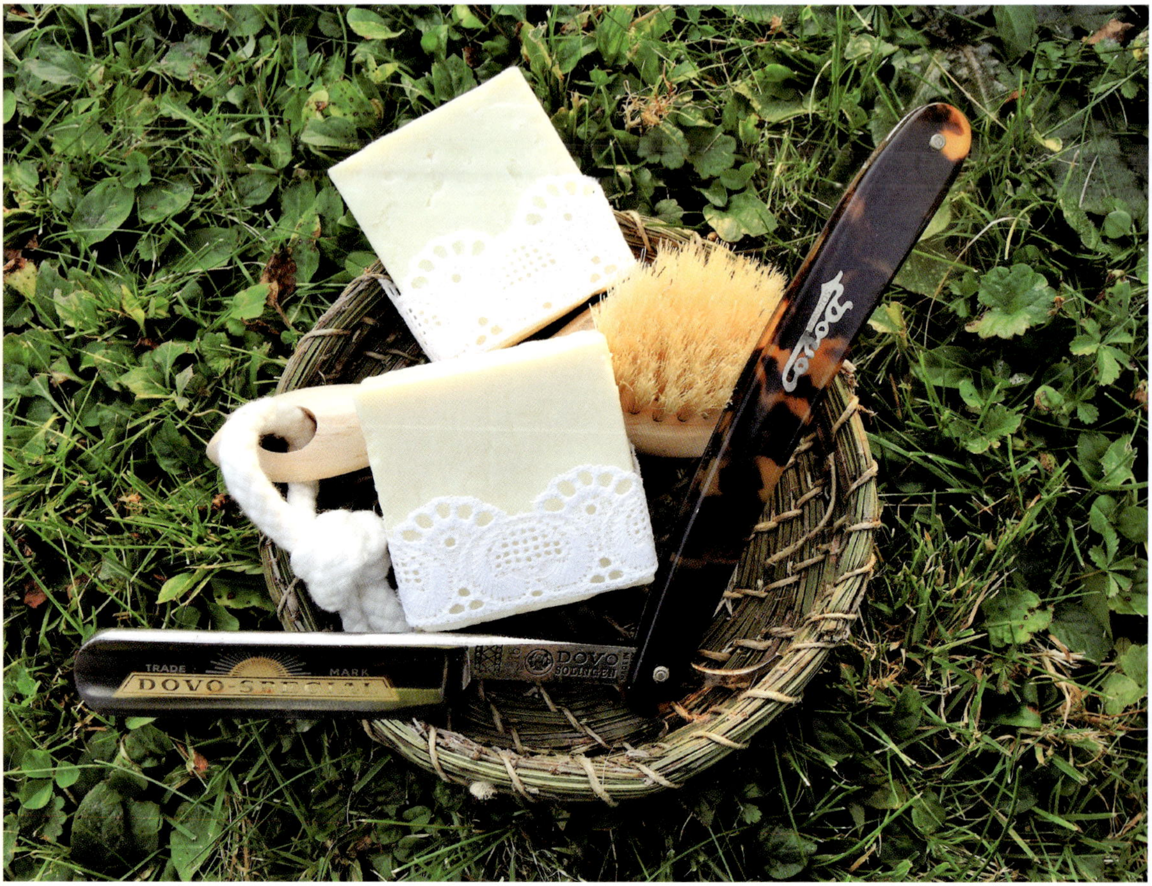

Rasierseife

Ziemlich bald landet man als Selbstrührer bei der Frage, ob man eine Rasierseife selbst herstellen kann. Mit ein paar Grundsatzinformationen gelingt das sehr leicht.

Wichtigster Faktor: Es muss reichlich Schaum produziert werden und dieser muss stabil sein. Das wird mit einer höheren Menge Rizinusöl erreicht.

Durch das beigefügte Kaolin gleitet das Rasiermesser oder die Klinge des Rasierhobels gut auf der Haut. Kaolin ist eine sehr fein gemahlene, weiße Tonerde. Da Kaolin ein weiches Gestein ist, bleibt die Klinge des Rasierers scharf.

Obwohl bei der Naturverseifung durch die chemische Reaktion immer das hautschützende Glycerin entsteht, macht hier ein zusätzlicher Löffel Glycerin die Haare besonders weich. Zusätzlich versorgt es die Haut mit Feuchtigkeit.

Wenn die Rasierseife für Männer gesiedet wird, dann unbedingt auf einen herben Duft achten. Bei Frauen-Rasierseifen sind auch blumige oder zitrusartige Düfte möglich. Erlaubt ist, was Mann und Frau gefällt.

Die Überfettung ist mit 9 % bewusst höher gewählt. Davon profitiert die zarte Gesichtshaut. Auch ein Schuppen nach der Rasur der Beine wird damit vermieden.

Meine Beobachtung ist, je älter die Seife wird, desto besser wird das Schaumverhalten. Somit ist eine Halbjahres- und Einjahresseife immer ein Garant für Qualität. In gut verschlossenen Gläsern hält sich auch der Duft zufriedenstellend.

So wird die Nassrasur zum täglichen Vergnügen!

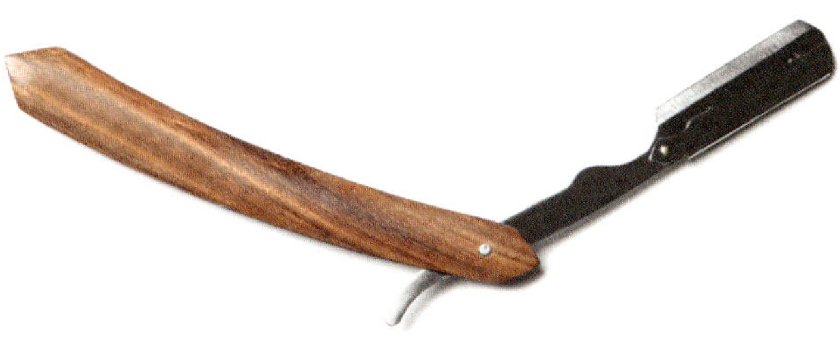

Rasierseife

In dieser Eigenkreation vereinen sich alle guten Eigenschaften, die eine Rasierseife haben muss.

- 175 g Kokosöl
- 25 g Sheabutter
- 100 g Olivenöl
- 75 g Rapsöl
- 75 g Mandelöl
- 50 g Rizinusöl
- 150 g Wasser
- 69 g NaOH ÜF 8–9 %
- ½ TL Kaolin
- 1 TL Glycerin
- 5 g äther. Öl Patchouli
- 4 g äther. Öl Sandelholz

• Für den Fettansatz nur 50 g Mandelöl nehmen. Die restlichen 25 g dienen als Überfettungsöl.

• Lauge zubereiten, abkühlen lassen.

• Die festen Fette schmelzen, die flüssigen Öle dazu. Abkühlen.

• Andicken. Das Kaolin mit dem Stabmixer gut einrühren.

• Nun 25 g Mandelöl zum Schluss mit den ätherischen Ölen in den fertig angedickten Seifenleim rühren.

• Das Glycerin händisch unter den fertigen Seifenleim heben.

• Direkt in die vorgesehenen Behälter füllen, optimal sind solche mit großer Öffnung. Zum späteren Aufschäumen mit dem Rasierpinsel nur zu ⅔ einfüllen.

• Gut isolieren.

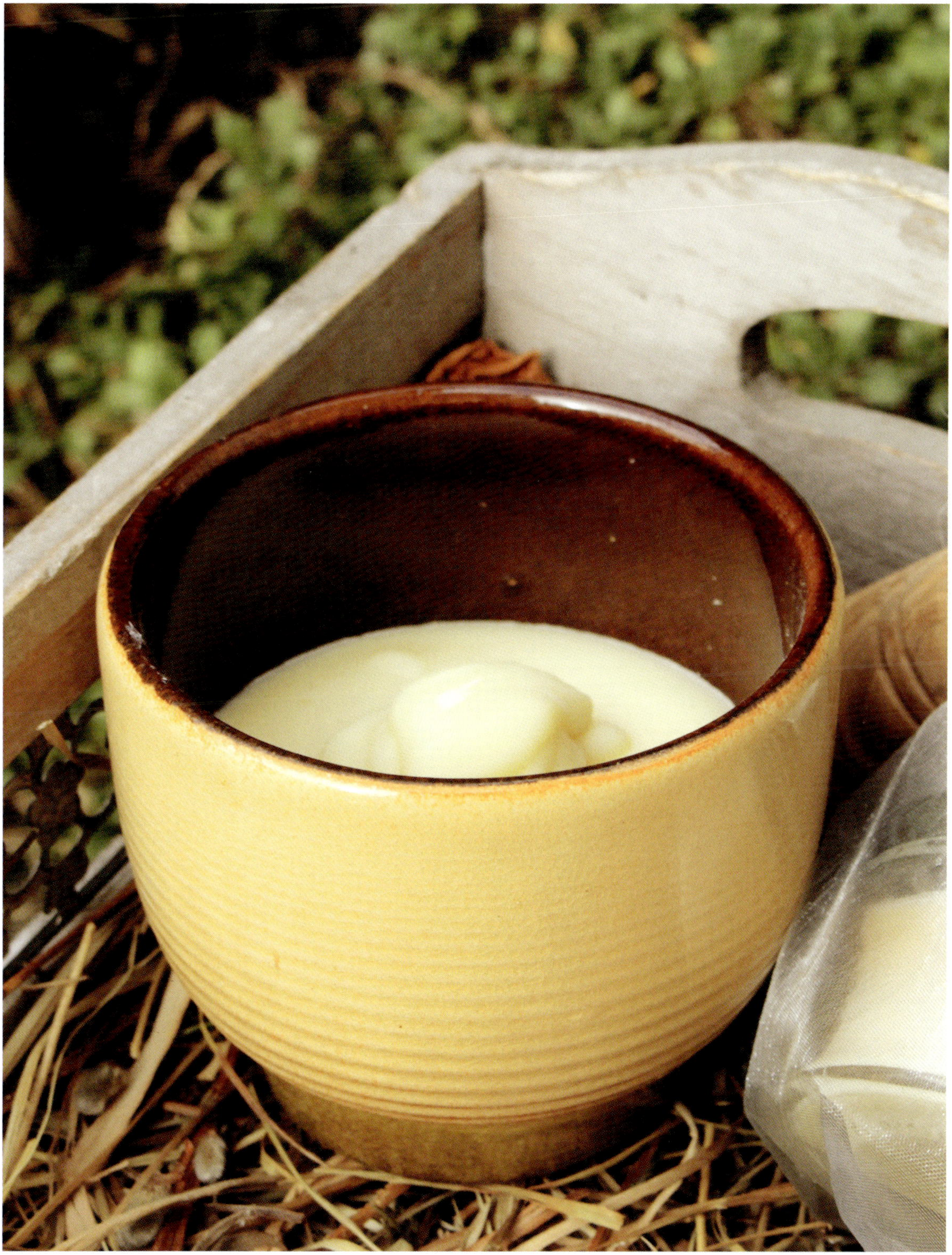

Putzseife

Handgerührte, feste Putzseife kann gekaufte Putzmittel im Haushalt teilweise ersetzen und hat aus ökologischer Sicht eine absolute Berechtigung.

Ich löse etwas Putzseife direkt im Wasserkübel auf und wische damit glatte Flächen und Böden. Zum Geschirr-Abwaschen reibe ich ein Spültuch direkt mit der Putzseife ein.

Bei der Herstellung von Putzseife kann auf eine Gestaltung mit Farbe verzichtet werden, ebenso ist eine Beduftung nicht unbedingt notwendig. Wenn du jedoch einen frischen Duft liebst, dann verwende das ätherische Öl von Zitrone oder Orange.

Jede Seife, die du in Einzelformen füllst, kann mit einem praktischen Aufhängeband versehen werden. Verknote zwei Enden vom Spagat miteinander und drücke diesen Knoten tief in den weichen Seifenleim.

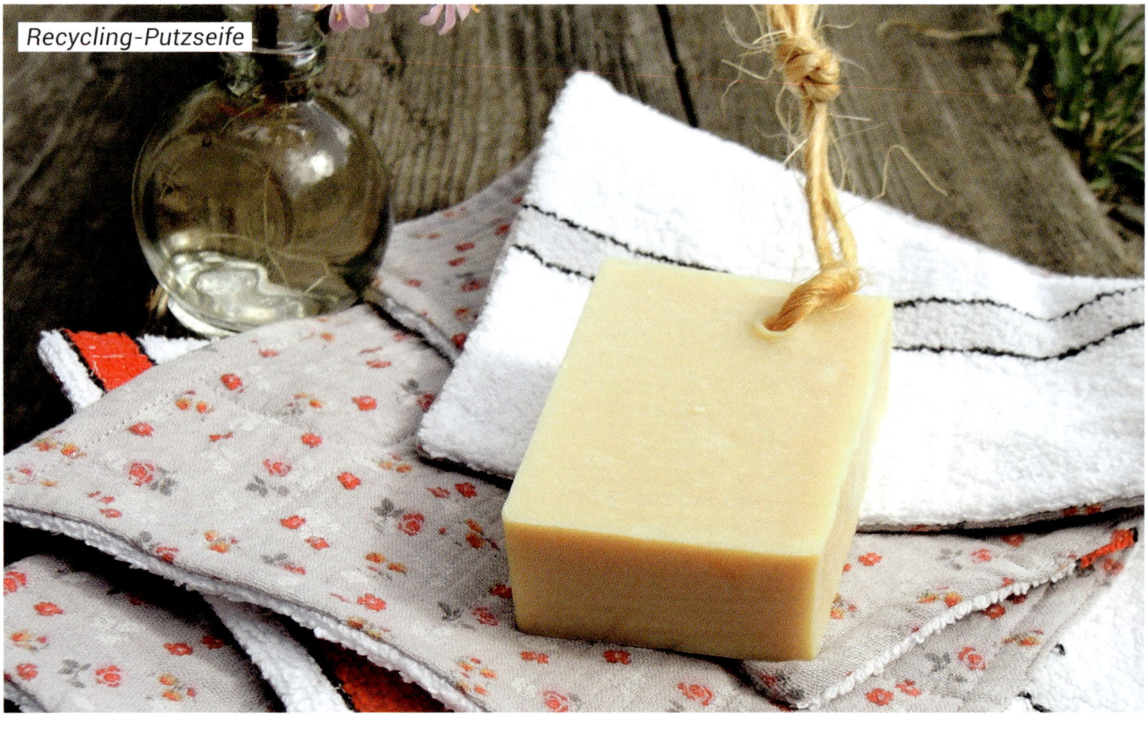
Recycling-Putzseife

Recycling-Putzseife

Für meine Putzseife mit 0 % Überfettung musste ich zuerst die Verseifungszahl beim Produzenten des Altspeiseöls erfragen. In meinem Fall ist es das Frivissa-Öl in der 10-Liter-Dose mit der Verseifungszahl 0,136. Wenn du ein anderes Öl recyceln möchtest, so frag sicherheitshalber bitte beim Erzeuger nach – man erhält bereitwillig Auskunft (zumindest war das meine Erfahrung).

- 1000 g Altspeiseöl
- 320 g Wasser
- 136 g NaOH ÜF 0 %

Ich verwende sie für alle möglichen Oberflächen und sehr gerne als Geschirrspülseife, auch für die fetten Töpfe und Pfannen.

- Diese Putzseife ist mit 0 % Überfettung scharf und deshalb mit Handschuhen aufzuschneiden. Sie wird in der Trocknungsphase sehr hart.
- Der Altölgeruch wird durch die Verseifung weitgehend neutralisiert bzw. stört dann nicht mehr.
- Diese Seife gibt eher geringen Schaum, entwickelt sich jedoch zum verlässlichen Fettlöser.

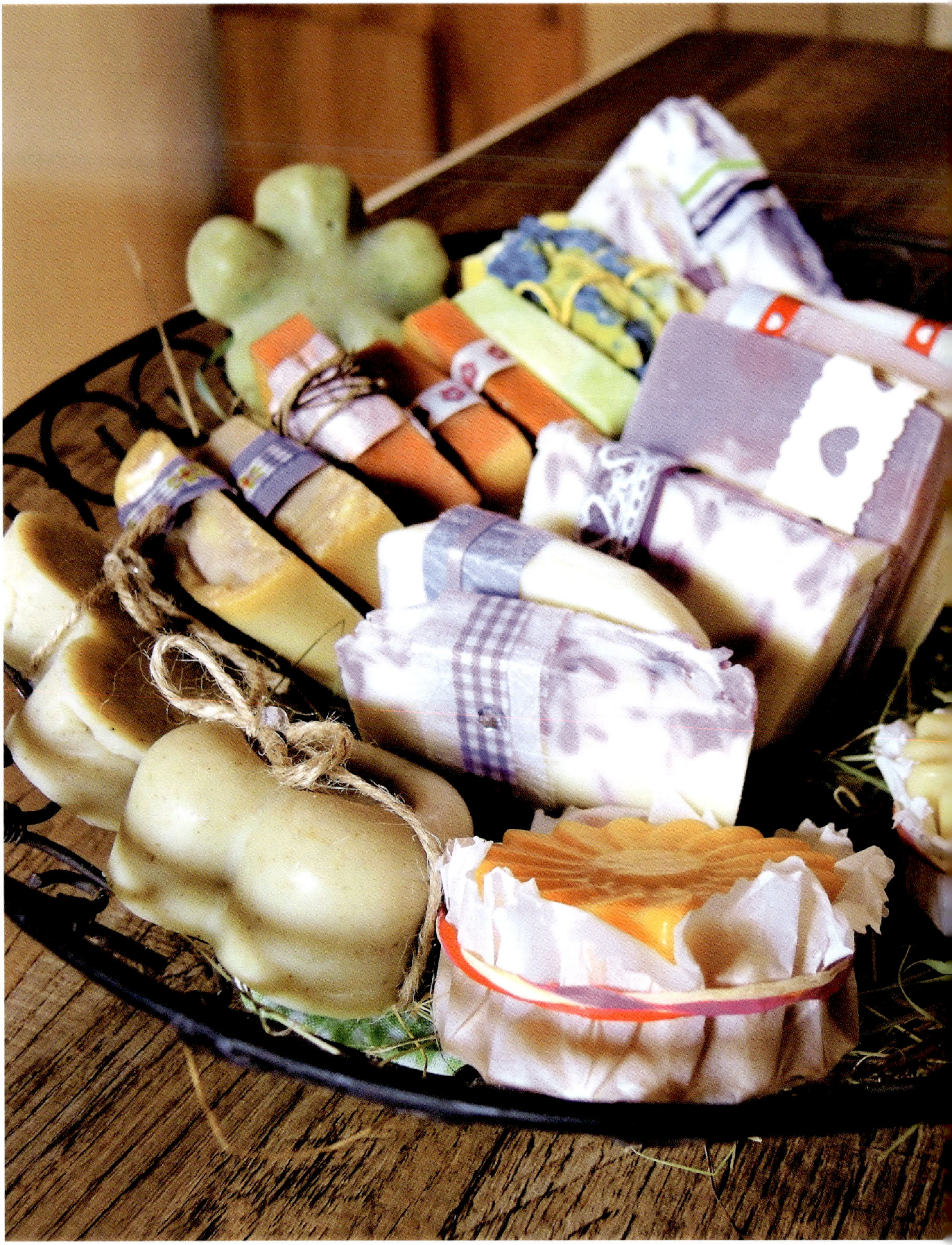

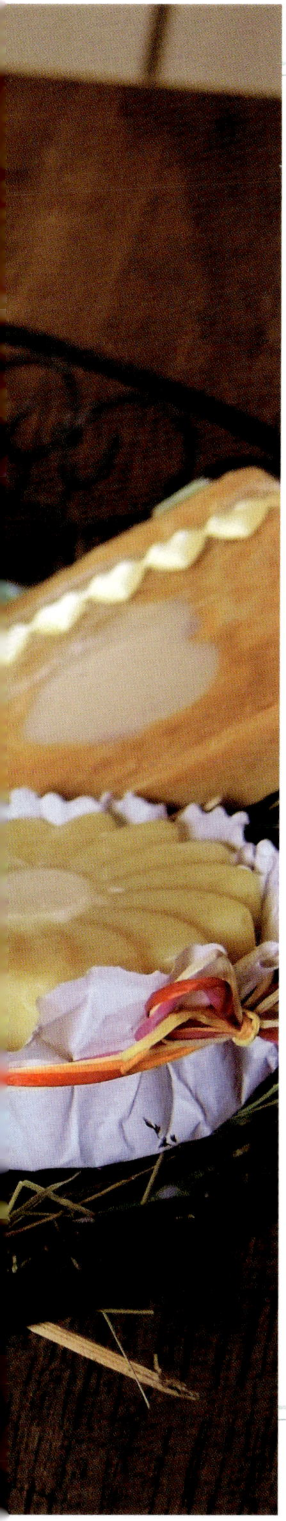

Natürlich abbaubar

Putzseife aus dem Küchenkastl

Für diese feste Seife mit 0 % Überfettung wirf einen Blick in deinen Küchenkasten. Du findest darin die Öle für die Herstellung, teilweise sogar regional eingekauft.

- 500 g Kokosfett
- 250 g Olivenöl
- 150 g Rapsöl
- 120 g Sonnenblumenöl
- 335 g Wasser
- 161 g NaOH ÜF 0 %

· Den Seifenleim am besten in eine längliche Form füllen und am nächsten Tag aufschneiden. So kannst du die Stücke in der gewünschten Größe und Stärke zuschneiden.

· Ich bohre gerne ein Loch in die aufgeschnittenen Seifenstücke und ziehe nach dem Trocknen ein Aufhängeband ein.

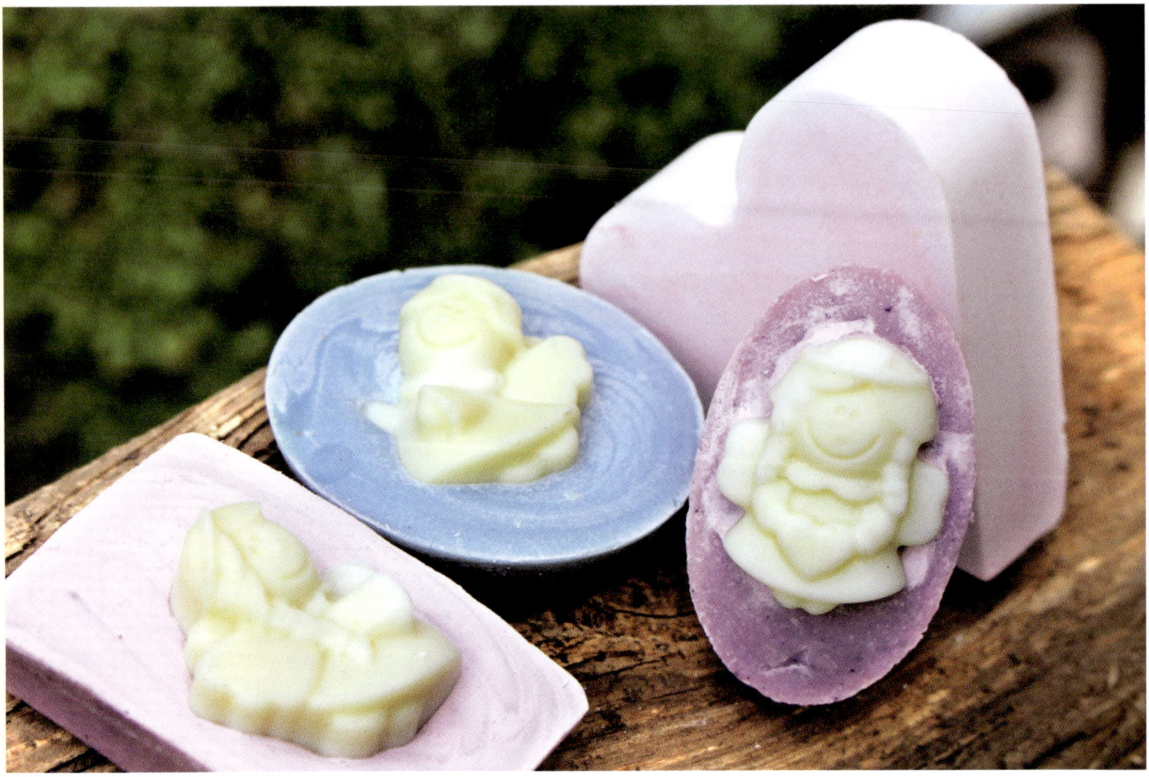

Techniken der Seifenherstellung

Seifensieden macht Spaß. Immer wenn eine Seife in die Formen gegossen wird, stellt sich die Frage der Gestaltung: Wie viele Farben nehme ich? Möchte ich gerade Linien oder lieber eine Marmorierung? Wie schneide ich den fertigen Seifenblock korrekt auf, damit das Muster gut zur Geltung kommt?

Um Ideen zu erhalten, habe ich in meiner Seifensieder-Anfangszeit einen Blick ins Internet geworfen. Nach stundenlangem Durchklicken habe ich resigniert und erkannt: Das ist alles zu schwer und nur von Profis zu schaffen. Durch gezieltes Ausprobieren und Wiederholen habe ich mir schließlich viele Techniken selbst angelernt. So steht auch bei den Verarbeitungsschritten mein Leitspruch für mich im Vordergrund:

Es muss einfach zu verstehen sein und leicht in der Durchführung.

Inzwischen gibt es gute Lektüre. In diesem Buch beschreibe ich die Gestaltungstechniken mit deutschen Namen, da selbst die englischen Bezeichnungen unter Seifensiedern nicht immer ident sind. Mit diesem Buch bist du in der Lage, alle gängigen Techniken zu erlernen.

Die beste Verarbeitungseigenschaft des Seifenleimes hängt von der gewählten Zubereitungstechnik ab. Manche Techniken erfordern einen sehr dünnen und lange fließfähigen Leim, andere brauchen eine dickere Konsistenz.

Je öfter du eine Technik ausprobierst, desto besser wirst du das Gefühl dafür bekommen.

Bei einer kühleren Verarbeitungstemperatur des Seifenleimes (Zimmertemperatur) bleibt er länger flüssig. Je höher die Temperatur beim Andicken ist, desto schneller wird der Seifenleim anziehen und verseifen – also dick bzw. fest werden. Dieses Wissen kannst du dir für die jeweilige Technik zunutze machen.

Wichtig ist dabei: Das ätherische Öl für den Duft muss bereits zu Beginn der Verarbeitungstechnik eingerührt sein. Ein nachträgliches Zufügen ist nicht mehr möglich. Unbedingt darauf achten, dass das ätherische Öl naturrein bzw. fürs Seifensieden geeignet ist, um ein ungewollt vorschnelles Andicken zu vermeiden, wenn der Leim länger fließfähig bleiben soll. Hingegen kann es bei der Schicht-Technik sogar von Vorteil sein, wenn ein Parfumöl den Seifenleim rasch andickt, da eine klare Abgrenzung erwünscht ist. Der Alkohol, der in den meisten Parfumölen enthalten ist, bewirkt dieses schnelle Festwerden.

SCHICHTEN

Das Einfüllen in Schichten hebt gefärbten Seifenleim besonders hervor. Ein einziger Farbton, jedoch in einer kräftigen und einer hellen Farbstufe, wirkt besonders edel.

Ebenso gut kommt eine Schicht mit grünen Kräutern oder bunten Blütenblättern neben einer Schicht ohne diese Beimischungen gut zur Wirkung.

Immer wenn du die Seife so natürlich wie möglich lassen möchtest, aber Zusätze aus deinem Küchenkastl verwendest, kannst du zur Veredelung des Aussehens die Schicht-Technik anwenden.

Paprikapulver, Mohnsamen, Kaffeepulver oder gemahlene Haferflocken sind als winzige Punkte gut sichtbar.

Zwei Farben

› Um mit zwei Farben ein harmonisches Erscheinungsbild zu erreichen, fülle die Schichten zu einem Drittel und zwei Drittel ein. Das sieht optisch immer ansprechend aus.

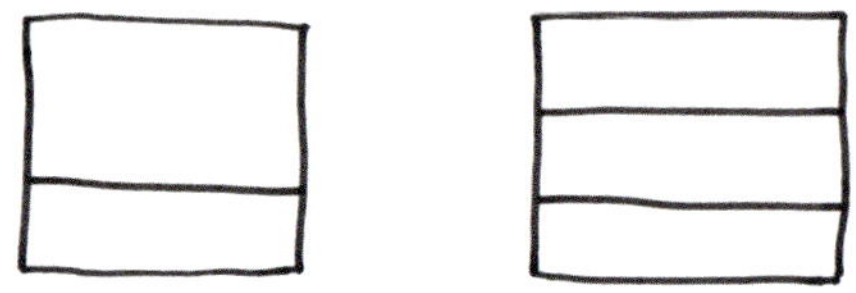

Mehrere Farben

› Bei der Verarbeitung mehrerer Farben spielt das Mengenverhältnis keine Rolle mehr. Die Schichten können sowohl dünn als auch dick eingefüllt werden.

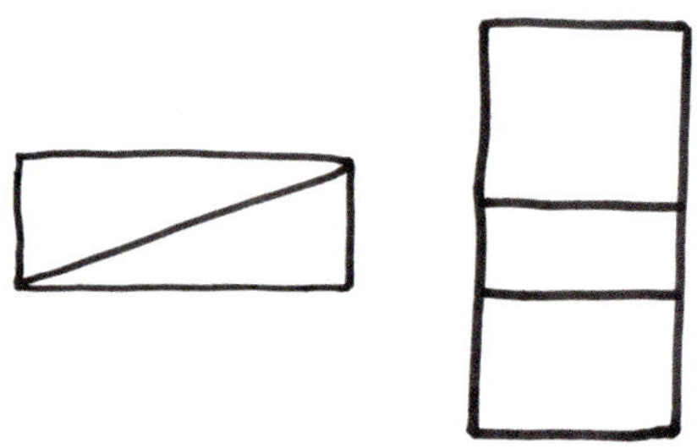

Ecken

› Um eine Ecke befüllen zu können, stelle deine Seifenform schräg. Fixiere sie gut. Verhindere das unbeabsichtigte Umkippen der Form durch Unterlegen von Tüchern oder Holzstücken.

› Gieße nun die erste Farbe exakt in die Ecke. Durch vorsichtiges Rütteln an der Form verrinnt der Seifenleim gleichmäßig und bildet gerade Kanten.

› Den zweiten Farbleim lass besonders sachte auf diese Schicht fließen. Erst wenn die Form fast vollgefüllt ist, darf sie langsam auf die Grundfläche zurückgestellt werden. Nun verrutscht *die Ecke* nicht mehr.

Eine exakt glatte Kante zwischen den Schichten kann durch drei Varianten erreicht werden.

• Du füllst die erste Schicht ein und wartest, bis der Seifenleim angezogen hat. Das kann je nach verwendetem ätherischem Öl von einigen Minuten bis zu zwei Stunden dauern. Dann ist der untere Seifenleim fest genug, um darauf die nächste Schicht zu tragen.

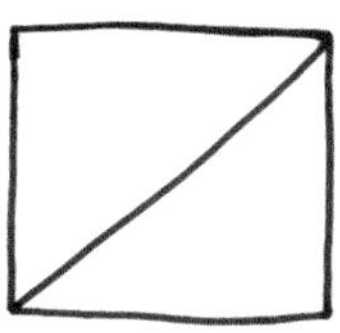

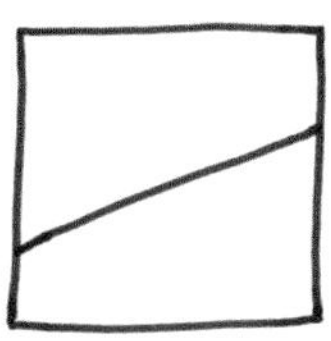

› Die zweite Möglichkeit ist das Besprühen der Oberfläche mit Alkohol. Alkohol dickt den Seifenleim blitzschnell an. Dieser Effekt ist zum Erreichen einer glatten und festen Oberfläche beabsichtigt. Je hochprozentiger, desto schneller dickt er an. Mit Korn oder Wodka (ca. 40 % Vol.) muss mehrmals besprüht und länger gewartet werden. Die nächste Schicht lasse ich nur aus geringer Höhe über einen Kochlöffel besonders sanft auf die untere Schicht rinnen. So bleibt die glatte Kante zwischen den Schichten erhalten.

› Eine weitere Möglichkeit ist die bewusste Zugabe von Parfumöl. Dieses Duftöl auf Alkoholbasis dickt besonders rasch an. Dafür darf jedoch nur die Menge beduftet werden, die sofort verarbeitet wird. Bei mehreren Schichten wird mit mehreren Portionen gearbeitet. So bleibt der unbeduftete Seifenleim noch fließfähig und nur der beduftete Teil wird fest.

Adern

Für ein besonders luxuriöses Aussehen der Seife kann zwischen die Schichten ein Hauch Farbpulver gestreut werden.

Hier bieten sich glitzernde Goldpigmente oder natürliche Kräuterpulver an. Diese dünnen Streifen werden als Adern bezeichnet.

Selbst gemachte Kräuter- oder Blütenpulver müssen ausgesprochen fein gemahlen sein und gesiebt werden. Bleiben die Stückchen zu grob, bilden sie in der fertigen Seife keine Ader, sondern nur Punkte.

Auch Zimt- und Kakaopulver erzielen eine markante Ader. Bitte wirklich nur einen Hauch zwischenstreuen, denn die obere und die untere Seifenschicht müssen sich gut verbinden können.

Adern müssen nicht immer geradlinig sein, sie dürfen genauso gut geschwungen und bogig bis wellenförmig ausgeführt werden.

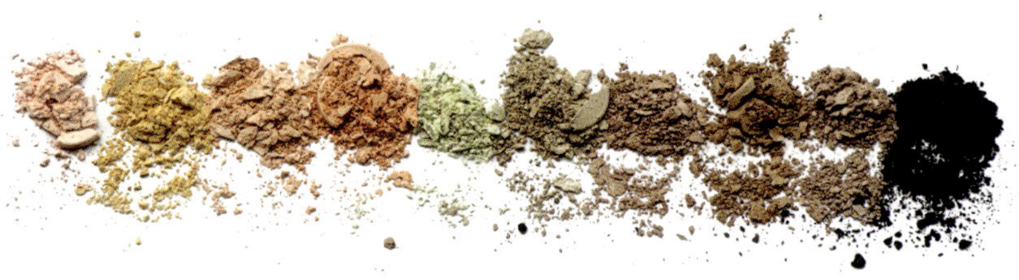

RELIEF-MATTEN UND SPITZENBORTEN

Matten und Borten zum Verschnörkeln der Seifen gibt es in vielen unterschiedlichen Materialien.

- Bevor Luftpolsterfolien im Verpackungsmüll landen, führe sie einer Wiederverwendung zu und benutze sie als Blasen-Matte. Das Muster der Luftpölsterchen erinnert in der fertigen Seife an Bienenwaben.

- Gehäkelte Borten aus Garn finden sich wahrscheinlich im Nähkästchen der Großmutter. Damit kannst du tolle Strukturen in die Seife bringen.

- Silikonmatten mit feinen Mustern gibt es zu kaufen. Ein guter Einkaufstipp ist der Konditorei-Bedarf, hier findest du Fondantmatten und Relieffolien.

› Schneide aus diesen Materialien Stücke zu, die exakt in deine Formen passen.

› Lege sie direkt auf den Boden deiner kleinen Einzelformen oder deiner großen Form. Je größer die Auflagefläche ist, desto mehr sieht man später vom Muster auf der Seife.

AUFGEPASST: Das Relief ziert immer die Frontseite deiner Seife und nicht die schmalen Seitenflächen. Daher befüllt man große Formen auch nur 2–3 Zentimeter hoch mit dem Seifenleim. Am besten zeigt sich das feine Spitzenmuster auf einfarbigen Pastellseifen.

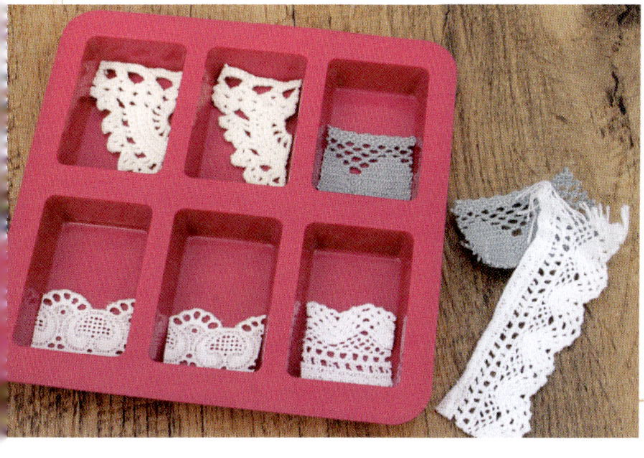

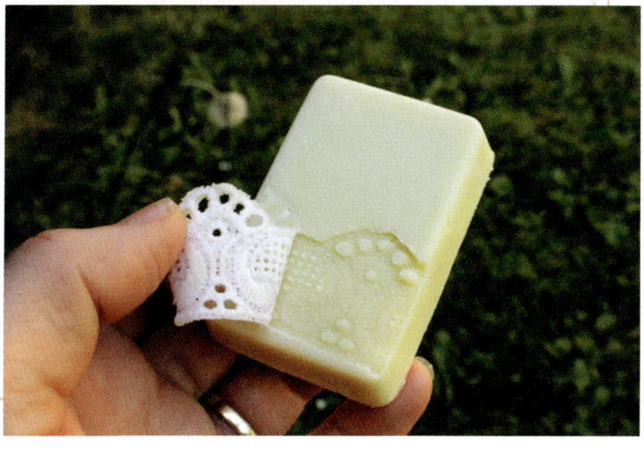

Farbrelief

› Für eine zweifarbige Gestaltung wird auf die Silikonmatte etwas Seifenleim gegeben.

› Mit einer Spachtel wird der Seifenleim gut verteilt und in die filigranen Muster gedrückt. Danach muss der überschüssige Seifenleim vollkommen abgeschabt werden. Es darf wirklich nur im feinen Muster Seifenleim bleiben.

› Nun legst du die Matte in die Form.

› Jetzt hast du Zeit und kannst ruhig etwas abwarten, bis du den andersfarbigen Seifenleim auf die Spitzen- oder Reliefmatte gießt, um die erste Farbschicht nicht zu verschieben.

› Beim Ausformen löst du vorsichtig die Matte von der Seife. Das Farbrelief kommt durch die Verwendung von zwei Farben besonders gut zur Wirkung.

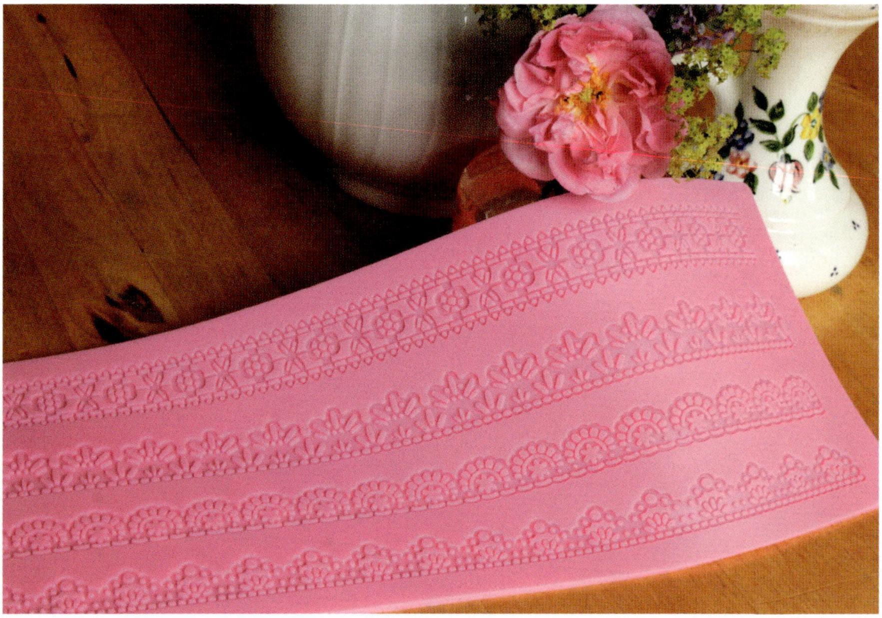

TOPF-IN-TOPF-MARMORIERUNG

Diese Technik ist optimal für große Formen geeignet, in Einzelformen ist es nicht sichtbar, da diese nicht aufgeschnitten werden.

Durch die schwungvolle Vermischung entsteht eine harmonische Marmorierung.

Dieser Effekt kommt besonders schön zur Geltung, wenn du die Seife vertikal oder horizontal in Stücke schneidest.

› Stelle mindestens zwei farbige Seifenleime her und dicke beide bis zum optimalen Puddingstadium an. Die Konsistenz der Leime darf nicht zu dünnflüssig sein.

› Nun gieße mit Schwung den gesamten Inhalt eines Topfes in den anderen Topf. Die beiden Farben vermischen sich dabei unregelmäßig. Falls erforderlich, darfst du mit einem Kochlöffel ein oder zwei Mal umrühren. Aber aufgepasst, die beiden Farben dürfen sich nicht zu sehr vermischen – sie müssen noch klar erkennbar bleiben.

› Nun gieße den gesamten Inhalt in deine große Form.

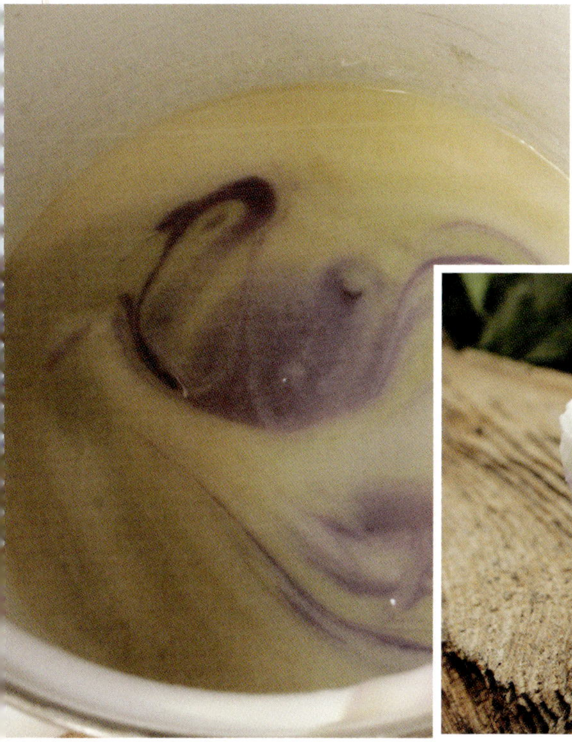

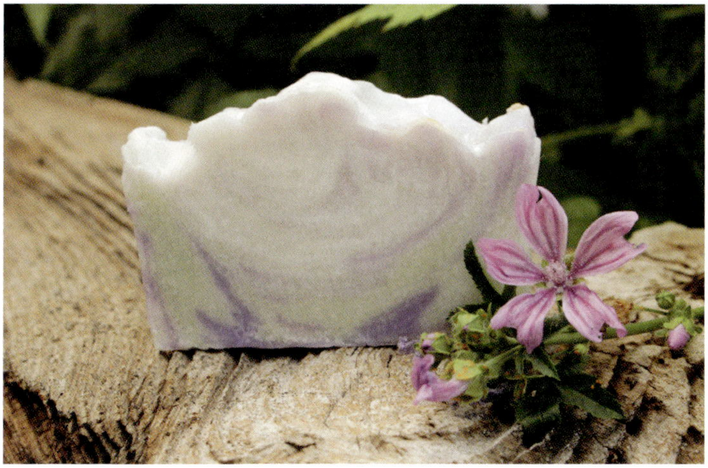

TRICHTERN – FUNNEL

Das Einfüllen mit einem Trichter, engl. *funnel*, ist in der Seifensiedergemeinschaft eine gängige Bezeichnung.

Diese Technik ist für große Formen geeignet, Einzelformen sind ungeeignet. Die dünnen Farbkreise werden erst beim Aufschneiden sichtbar.

› Stelle einen dünnen Seifenleim her, der lange fließfähig bleibt. Die Fette und die Lauge müssen sich bereits gut verbunden haben, der Leim soll aber noch im Kartoffelsuppenstadium sein, damit er nicht in der engen Trichterspitze kleben bleibt.

Sollte dein Rezept dafür nicht optimal geeignet sein, so wird durch eine geringfügige Erhöhung der Wassermenge im Rezept ebenfalls eine längere Fließfähigkeit erreicht.

› Mindestens drei verschiedene Farben sind für diese Technik erforderlich. Der sehr dünne Seifenleim wird in kleinen Portionen durch den Trichter immer auf denselben Punkt in die Form gegossen. Wechsle dabei ständig mit den bunten Farben ab. Es bilden sich dünne Kreise in deiner Seifenform.

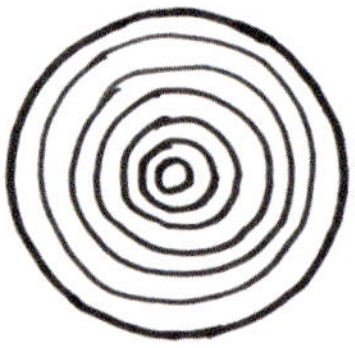

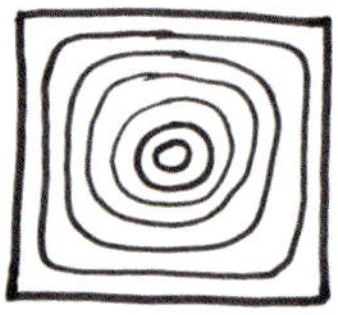

Dabei ist es egal, ob du eine runde oder eckige Seifenform befüllst. Es gelingt in beiden Varianten. Ich nehme dafür gerne altes Verpackungsmaterial, wie eine leere Dose oder aufgeschnittene Plastikflasche sowie Milch-Tetrapack.

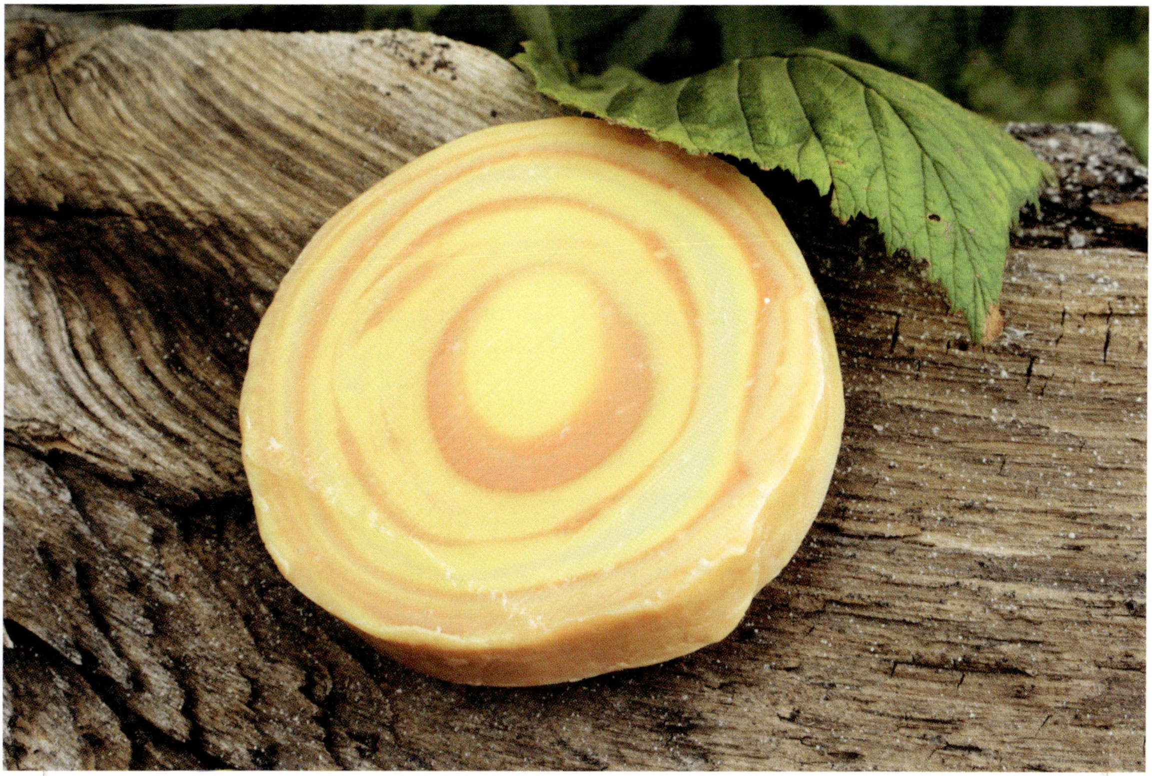

› Den Trichter halte ich während des Einfüllens mit einer Hand fest.

Eine spezielle Vorrichtung zur Fixierung des Trichters ist nicht notwendig, du könntest jedoch selbst einen basteln. Mit einer ruhigen Hand gelingt die Trichter-Technik auch ohne einen Trichter.

Als Trichter-Alternative mit größerer Öffnung geht ein geöffneter Schraubverschluss von einer leeren Plastikflasche.

› Du gießt abwechselnd den farbigen Seifenleim immer auf genau denselben Punkt in der Form. Bei exakter Füllung bilden sich die bunten Ringe auch freihändig.

MUSCHEL-TECHNIK ODER ZEBRA-LOOK

Arbeite eher mit einem kühlen bzw. handwarmen Seifenleim, dadurch bleibt er länger fließfähig.

› Stelle für diese Technik einen dünnen Seifenleim her. Die Fette und die Lauge müssen sich im Kartoffelsuppenstadium homogen verbunden haben.

› Mindestens zwei verschiedene Farben sind für diese Technik erforderlich.

› Lege in deiner Form mehrere Punkte fest, an denen du den Seifenleim einfüllst. Das können natürlich die Ecken sein, aber auch einige Stellen an der geraden Seitenwand sind notwendig.

› Der dünne Seifenleim wird in sehr kleinen Portionen immer auf alle Punkte gegeben. Die Größe der Portionen entspricht circa der Menge eines Esslöffels.

› Gieße mit der ersten Farbe eine Portion auf jeden festgelegten Punkt. Verfahre mit der zweiten Farbe genauso.

› Es bilden sich mehrfärbige Ringe. Bald werden die Farbringe an den festgelegten Punkten zusammenstoßen.

› Du füllst immer weiter und gleichmäßig eine Portion ein, bis dein gesamter Seifenleim verbraucht ist.

› Nach dem Aushärten muss die Seife horizontal aufgeschnitten werden, damit das Muschelmuster oder der Zebra-Look zu sehen ist. Horizontal aufschneiden heißt, das Messer flach halten und die Seife quer durchschneiden, so wie du eine Semmel oder ein Brötchen durchschneidest.

Eine genaue Anleitung findest du bei den Schnitt-Techniken (siehe Seite 169).

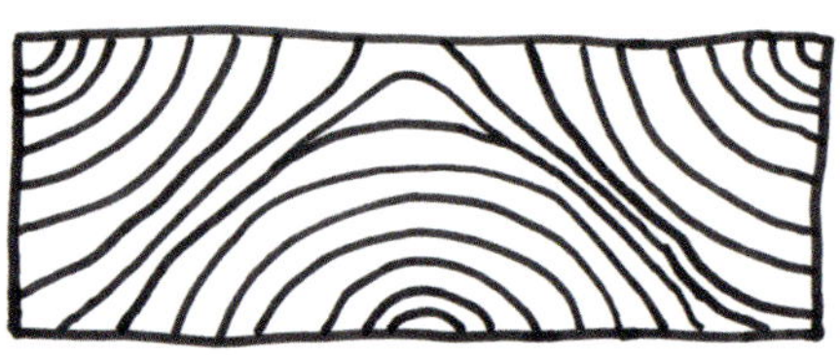

» ***VIDEO***: *Muschel-Technik oder Zebra-Look*

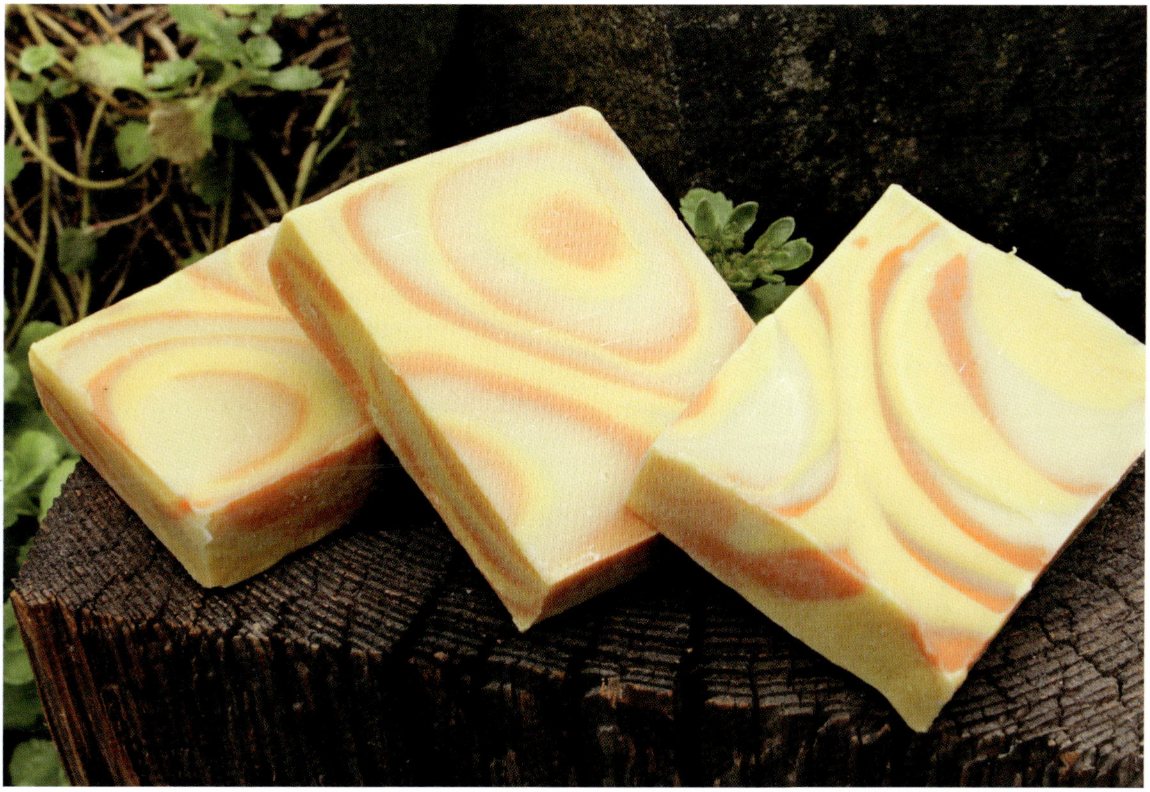

» **VIDEO**:
Holzmaserung – Wood grain

HOLZMASERUNG – WOOD GRAIN

Jede Holzscheibe und jedes geschnittene Holzstück hat eine einzigartige Maserung. Die Jahresringe und die wellige Struktur sind über Jahrzehnte gewachsen und einmalig erkennbar.

Mit Naturfarbtönen kann man eine Seife in Holzoptik herstellen. Dafür eignen sich Schwarz, Braun, Grau und eventuell Orange.

› Bereite den Seifenleim in drei bis vier Farbabstufungen zu – von dunkel bis pastellfarbig. Mit Tonerden, Zimtpulver und Kakao kannst du jeweils einen anderen Braunton herstellen. Helle mit Titandioxid auf. Für Schwarz muss ein Farbpulver gekauft werden.

› Der gefärbte Seifenleim in den drei oder vier Bechern muss bis zum Kartoffelsuppenstadium angedickt werden und fließfähig sein.

› Stelle eine lange, eckige Form auf die Grundfläche. Nun nimmst du die erste Farbe und gießt am Boden von der Stirn- bis zur Rückseite einen dünnen Streifen. Abwechselnd mit jeder Farbe einen dünnen Strich in die Form füllen, die Reihenfolge spielt dabei keine Rolle. Das Einfüllen dauert zwar länger, aber die Technik ist wirklich einfach.

Für ein rascheres Einfüllen der vier Farbleime kannst du in einen leeren Becher die einzelnen Farben über den Rand in den Becher fließen lassen, sodass sie im Becher Streifen bilden. Das ist etwas schwieriger, aber für ungeduldige Menschen eine praktikable Möglichkeit.

› Diesen Streifenleim gießt du flink in die große Form, immer über die gesamte Länge der Form von vorne bis hinten ohne Absetzen.

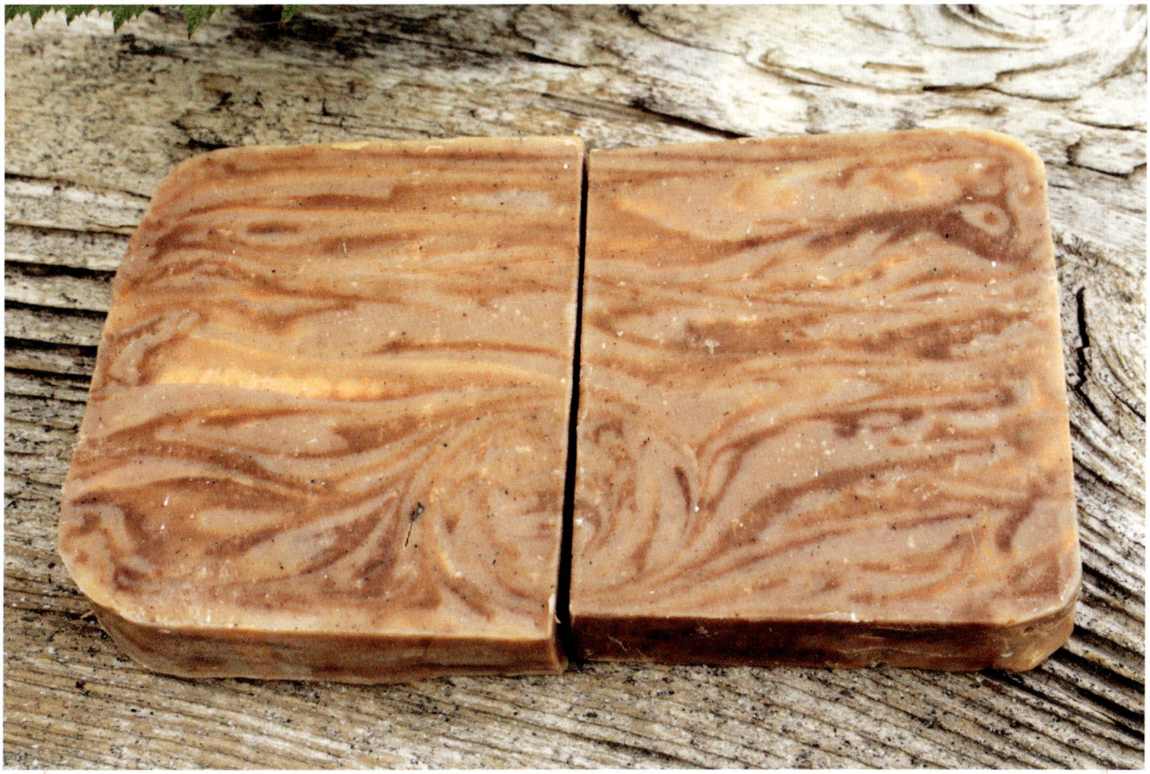

› Sobald die Form voll ist, stecke einen Holzspieß gerade in den Seifenleim, bis die Spitze den Boden berührt, und ziehe die Streifen nach. Immer in der gleichen Richtung von vorne nach hinten. Bitte keine Kurven ziehen.

› Ein Mal darf mit dem Holzspieß ein Kreis gezogen werden, das soll einen Ast imitieren.

Die Seife wird horizontal geschnitten, anders kann man die Holzmaserung leider nicht sehen.

Das horizontale Aufschneiden ist dieselbe Handbewegung und Schnittrichtung wie beim Durchschneiden einer Semmel.

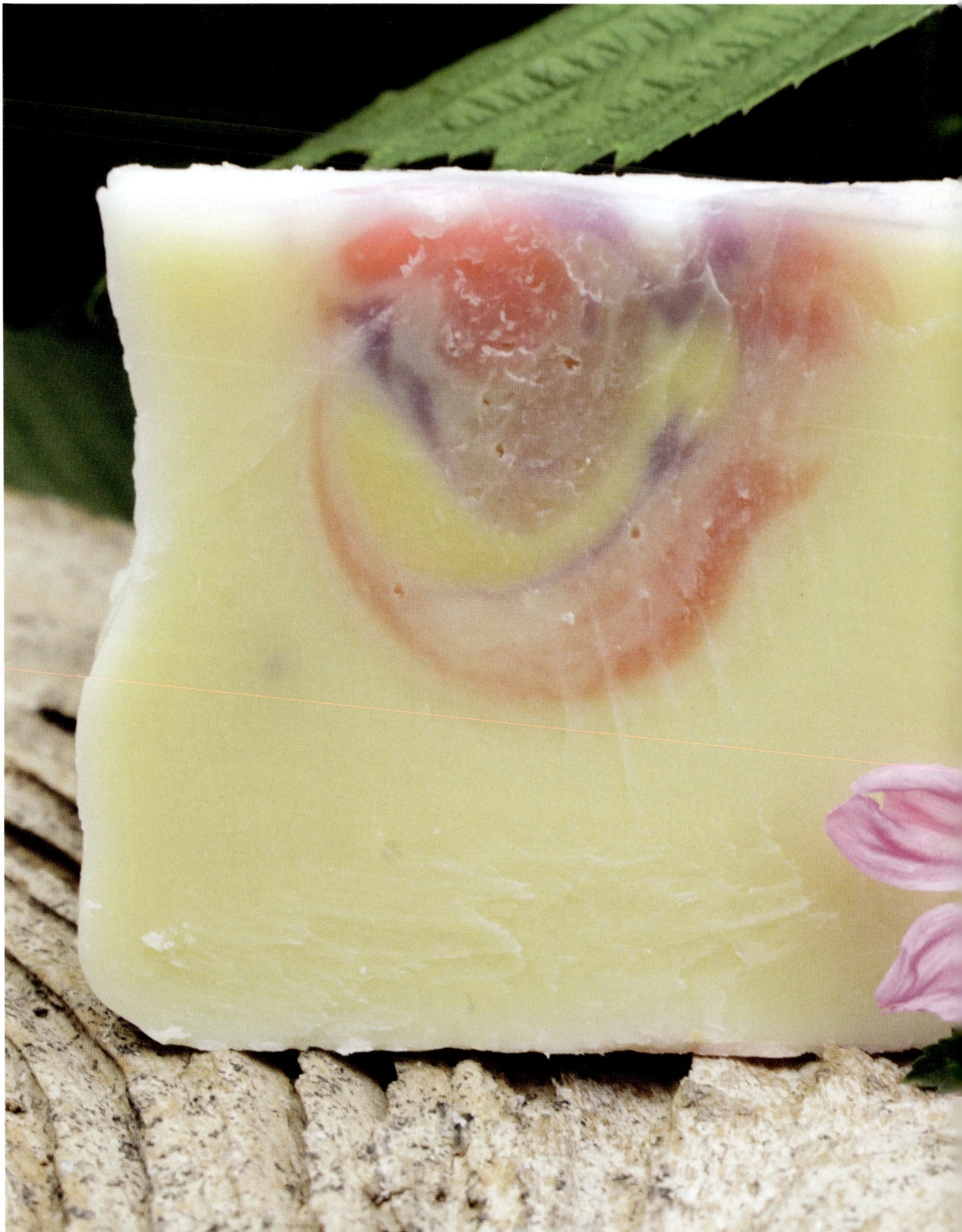

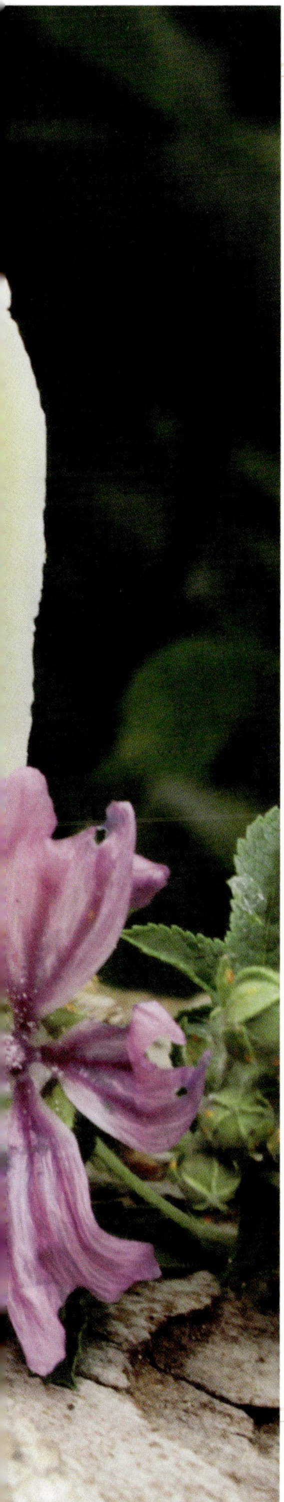

TROPFEN GIESSEN

› Für die Ausführung dieser Technik reichen zwei oder drei Farben.

› Der Grundleim wird in eine eckige Holzform fast bis an den oberen Rand eingefüllt.

› Nun wird mit einer zweiten Farbe aus großer Höhe etwas Seifenleim in den Grundleim getropft. Das kann durchaus zügig und in gerader Linie erfolgen.

› Mit einem weiteren Farbleim wird ebenfalls aus großer Höhe eine Spur gegossen.

Du kannst alle färbigen Seifenleime und den Grundleim hintereinander aus etwa 30–40 cm Höhe eintropfen. Je höher der Abstand, desto tiefer werden die Tropfen einsinken.

Das Tropfenmuster wird beim Aufschneiden immer eine Überraschung sein.

Jedes Seifenstück ist ein Unikat – es gibt mit Sicherheit keine zwei gleichen Stücke.

» ***VIDEO***:
Tropfen gießen

SCHATTIERENDER FARBVERLAUF – OMBRE

Bei dieser Technik wird mit einer dunklen Farbe begonnen und im Farbverlauf die Farbe aufgehellt, bis sie pastell oder weiß endet. Dabei sind keine Farbabstufungen zu erkennen, die farblichen Übergänge sind fließend.

› Nimm von einem dünnen und fließfähigen Seifenleim ein Drittel und färbe es stark ein. Das ist die dunkelste Farbe in deiner Seife. Den übrigen Seifenleim kannst du mit Titandioxid aufhellen oder naturfärbig lassen. Du brauchst nur einen Füllbecher mit der dunklen Farbe und einen zweiten Becher mit dem hellen Seifenleim zum Nachfüllen.

› Stelle eine große Form auf eine Kante und fixiere sie. Erst zum Schluss wird sie langsam wieder auf ihre Grundfläche gedreht.

› Nun gießt du entlang des ganzen Randes von der Vorder- bis zur Hinterseite eine kleine Portion des dunklen Seifenleimes ein. Der dunkle Leim rinnt vom Rand in die untere Kante.

› In den Füllbecher gibst du einen Schluck des hellen Seifenleimes und verrührst die Farbe gut. Nun gießt du wieder entlang des ganzen Randes eine kleine Portion des noch immer dunklen Seifenleimes.

› In diesen Füllbecher gibst du erneut einen Schluck des hellen Seifenleimes und verrührst die Farbe. Fülle wieder entlang des Randes von vorne bis hinten eine kleine Portion dieses dunklen Seifenleimes, der aber mit jeder Zugabe etwas heller wird. Jede aufgehellte Farbschicht rinnt vom Rand in die untere Ecke der Form und vermischt sich harmonisch mit dem bereits eingefüllten Seifenleim.

› Diese Prozedur wird so lange fortgesetzt, bis die Form gefüllt oder der Seifenleim verbraucht ist. Zum Abschluss wird der Seifenleim im kleinen Füllbecher bereits sehr pastellfärbig sein. Dieser Seifenblock muss aufgeschnitten werden.

» **VIDEO**:
Schattierender Farbverlauf – Ombre

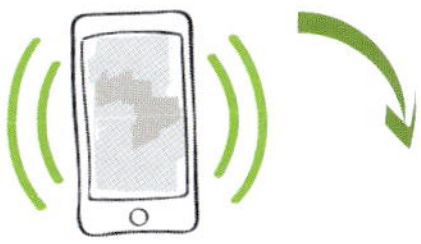

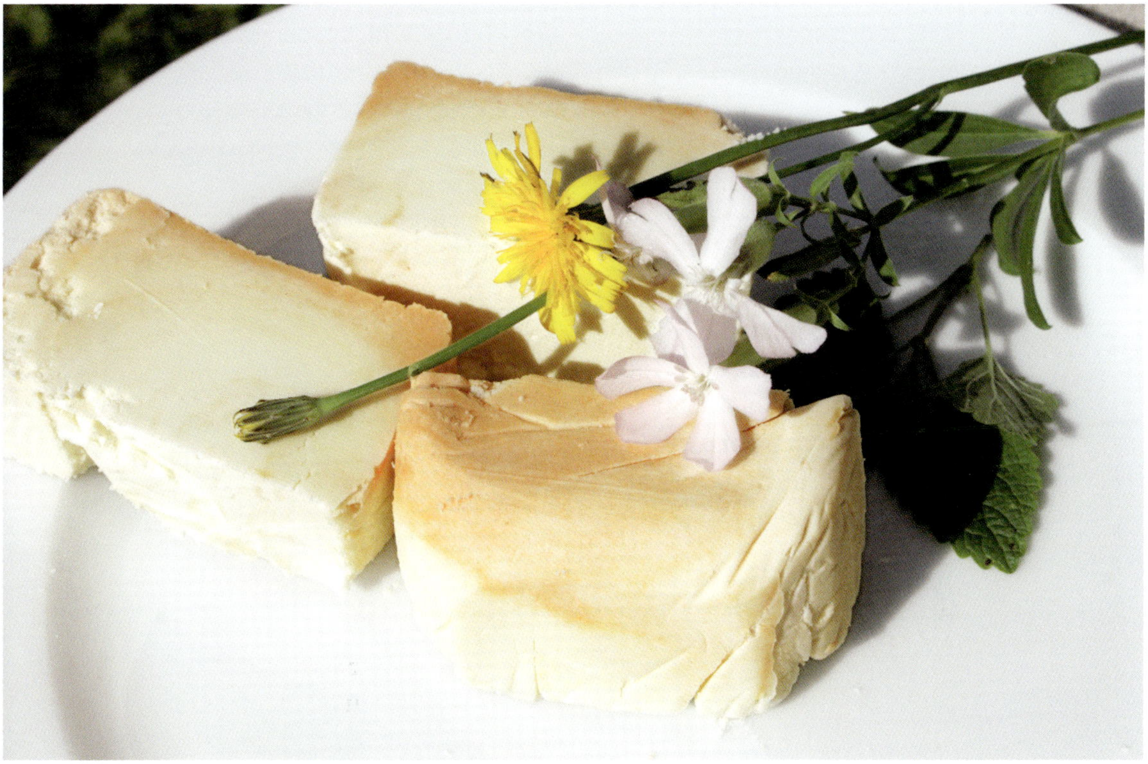

Durch die konstante Aufhellung ist der Farbverlauf fließend und sanft.

STÄBCHEN-SWIRL

Das Wort *Swirl* heißt auf Deutsch *Wirbel* bzw. *verwirbeln*. Damit ist das Verwirbeln von mehreren Farben gemeint.

Am einfachsten gelingt das Swirln mit einem Stab aus Holz. Ich nehme dafür gerne die chinesischen Essstäbchen, aber auch dickere Holzstücke von Ästen oder Kochlöffelstiele sind geeignet.

Je dünner das Stäbchen, desto feiner sind die Swirl. Auch ein Kaffeelöffel oder eine Kuchengabel kann durchaus als Swirl-Werkzeug benutzt werden, wenn eine sehr breite Swirl-Fläche gewünscht ist.

Denke daran: Bitte alle Utensilien, dann nur mehr in der Seifenküche verwenden.

» **VIDEO**: *Gerade und diagonale Linien, Kreislinien und Achter*

Mit dem Stäbchen hast du zwei Möglichkeiten. Du kannst nur die Oberfläche gestalten oder mit dem Stäbchen ganz eintauchen und den Seifenleim durch und durch swirln. Der gewünschte Effekt ist immer der gleiche: Die Farben sollen sich als feine Streifen spitz in die nächsten Farben ziehen. Der Farbverlauf erscheint weich und rund.

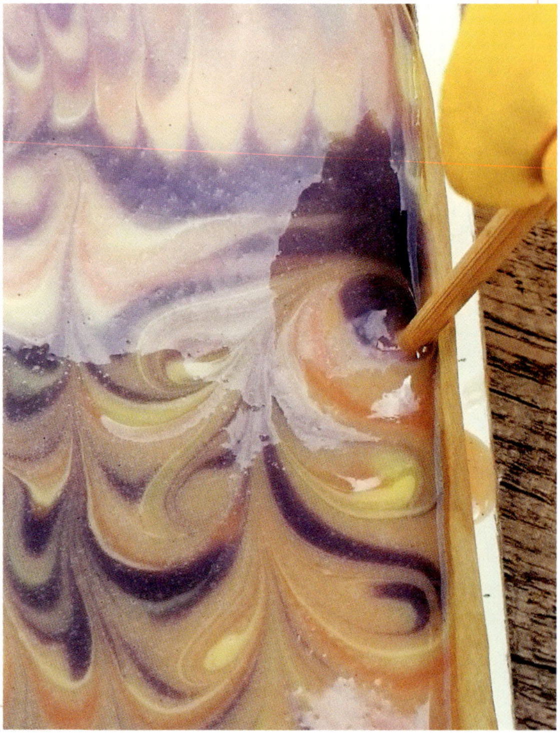

Gerade und diagonale Linien, Kreislinien und Achter

Für die Gestaltung der Oberfläche wird der Stab nur einen Zentimeter in den Seifenleim getaucht und ein ineinanderfließendes Muster gezogen. Das gelingt dir immer und sieht hübsch aus.

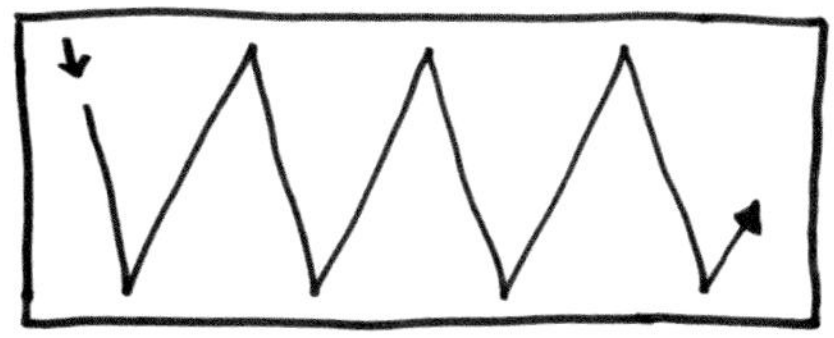

Es können gerade Linien von links nach rechts und retour gezogen werden. Es dürfen auch zusätzlich diagonale Linien gezogen werden. Beim Ziehen der Linien kannst du im Seifenleim drinnen bleiben, du kannst dir das wie Wellenlinien oder s-förmige Linien vorstellen.

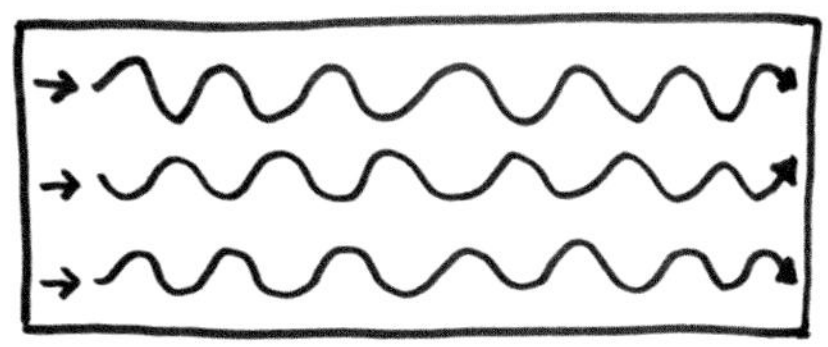

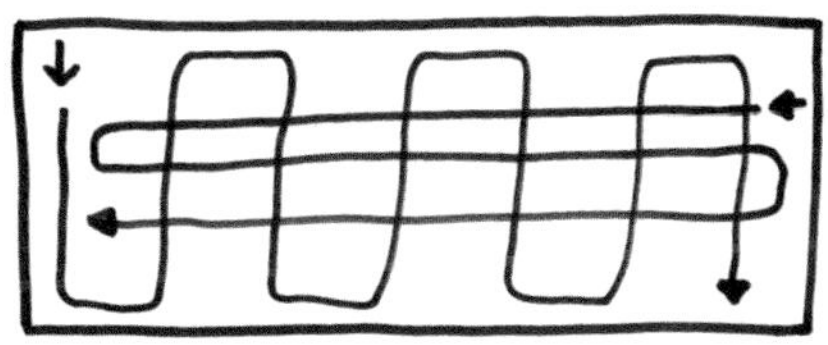

Besonders hübsch sehen gleichmäßige Kreislinien aus. Ein klassisches Muster für die Oberfläche ist der sogenannte Achter. Dabei zeichnest du eine liegende 8 und rutscht immer ein kleines Stückerl zur Seite weiter. Auf den Zeichnungen ist das gut zu sehen.

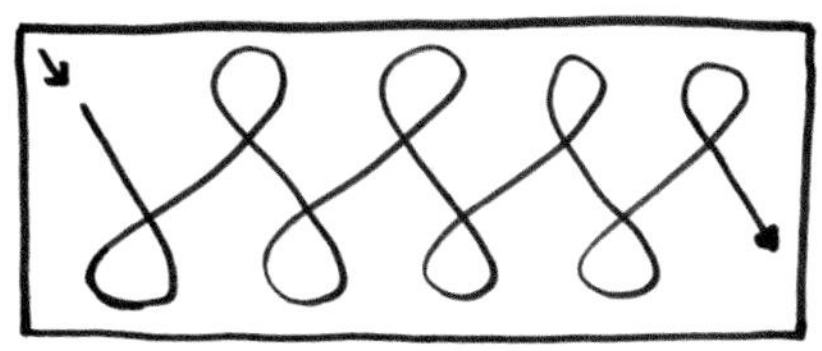

Ebenso sind die geraden, diagonalen, Kreis- und Achterlinien möglich, wenn du mit dem Stäbchen ganz in den Seifenleim eintauchst.

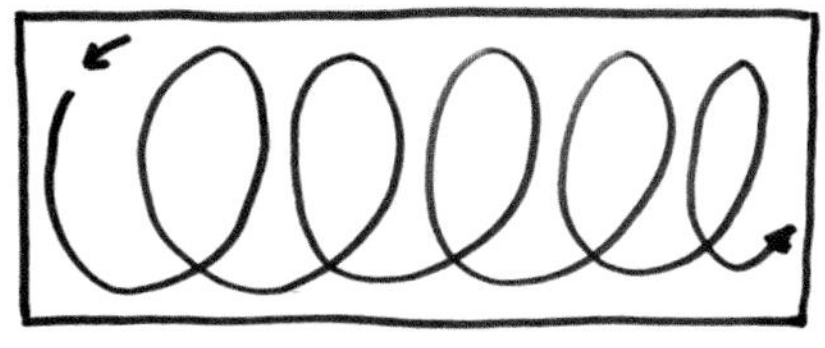

Das macht dann Sinn, wenn du vertikale Schichten in die Form gegossen hast. Für zwei gleichmäßige vertikale Farbschichten kannst du mit zwei Bechern zugleich links und rechts den Seifenleim in die Form gießen. Der Übergang muss dabei nicht exakt sein und wird durchs Swirln noch weiter ineinander verwoben. Das Stäbchen kannst du gerade oder schräg halten.

Bei mindestens drei Farben empfiehlt sich die Verwendung von Trennplatten aus Karton. Ich schneide sie in der Länge und Höhe der eckigen Seifenform zu. So kann ich sie gut in die Form stellen bzw. leicht pressen. Sie müssen von allein stecken bleiben. Wenn sie exakt passen, rinnt kein Seifenleim in die Nebenkammer. Fülle in jeden schmalen Abschnitt eine Farbe ein. Nun ziehe die Trennplatten vorsichtig aus dem Seifenleim heraus. Diese vertikalen Farbschichten dürfen nun mit dem Holzstäbchen geswirlt werden. Das Ergebnis siehst du erst beim Aufschneiden der Seife.

Kamm-Swirl

Wenn du mehrere Stäbchen zugleich zum Swirln nehmen möchtest, so ist dafür ein grobzahniger Kamm ideal geeignet. Diese Technik nennt sich folglich Kamm-Swirl. Der Vorteil besteht darin, dass mehrere Stäbe zugleich durch den Seifenleim gezogen werden, ohne dass diese verrutschen. Der Kamm ist jedoch eher für die Gestaltung der Oberflächen geeignet, da man meistens nicht tief eintauchen kann.

Wenn du mit der Kamm-Swirltechnik die Seife bis zum Boden gestalten möchtest, so kannst du dir einen *Kamm* selber basteln. Klebe dafür mehrere Holzstäbe nebeneinander auf einen dicken Karton. Wähle dabei die Länge der Stäbe so, dass du den Boden deiner Form erreichen kannst. Den Breitenabstand deiner *Zähne* kannst du frei wählen.

» **VIDEO**:
Kamm-Swirl

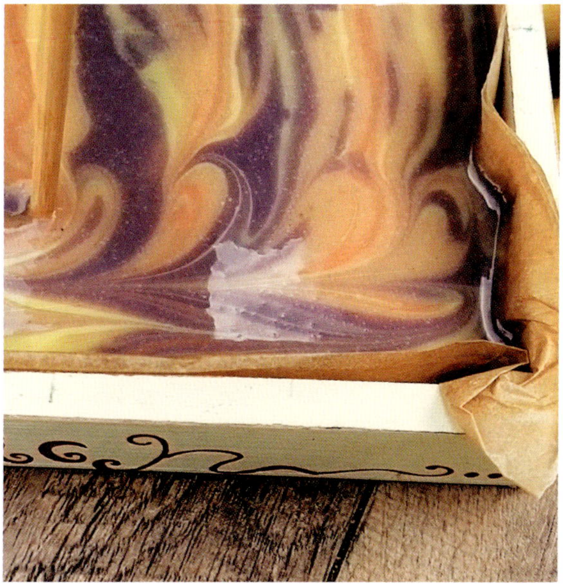

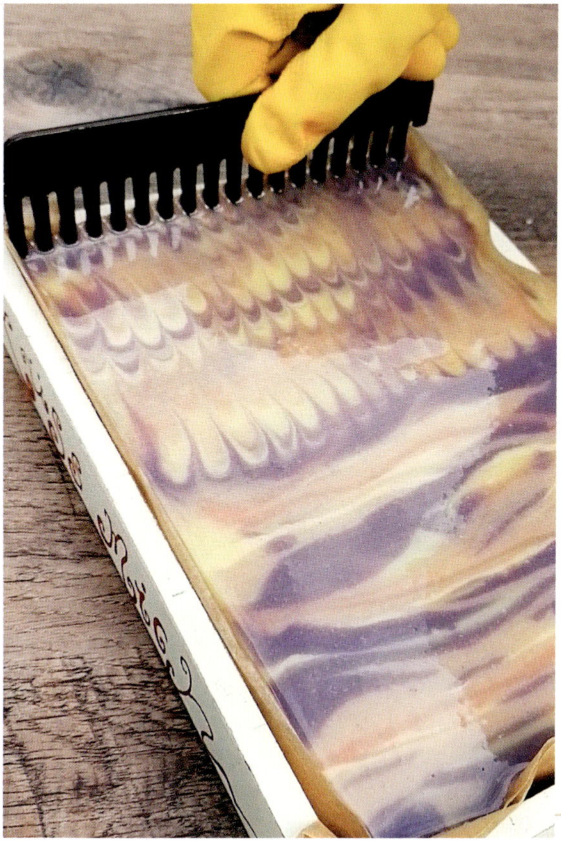

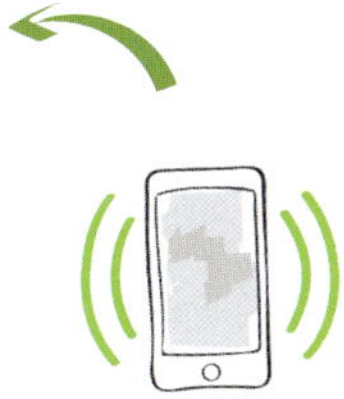

» **VIDEO**:
Taiwan-Swirl

Taiwan-Swirl

Eine gängige Bezeichnung ist der Taiwan-Swirl. Dabei werden mehrere Farben mittels Trennstegen, wie vorher beschrieben, in die Form gefüllt. Zuerst swirlt man gerade Linien in eine Richtung. Danach swirlt man auch in die Gegenrichtung. Diese Swirl-Technik wähle ich gerne für eine feine Gestaltung der Seifenoberfläche.

Der Taiwan-Swirl kann auf der Oberfläche mit zusätzlichen S-Wellenlinien ausgeführt werden, sodass sich die Rundungen berühren. Deiner Fantasie sind keine Grenzen gesetzt. Nur irgendwann muss man aufhören mit dem Swirln, denn die einzelnen Farbschichten sollen unbedingt erhalten bleiben.

Herz-Swirl

Mit dieser Technik lassen sich schwungvolle Herzen auf der Seifenoberfläche gestalten.

› Auf die einfärbige Oberfläche tropfst du mehrere Punkte, am besten in Rot, Rosa oder einer für Herzerl passenden Farbe.

› Nun fährst du mit einem Stäbchen durch jeden Punkt durch, ohne danach das Stäbchen aus dem Seifenleim zu heben.

› Kurz gesagt: den Stab ein Mal einen Zentimeter eintauchen – durch alle Punkte fahren – nach dem letzten herausziehen – fertig.

Durch die Farbverschiebung des Seifenleimes ist aus jedem Punkt ein Herz geworden.

» ***VIDEO***: *Herz-Swirl*

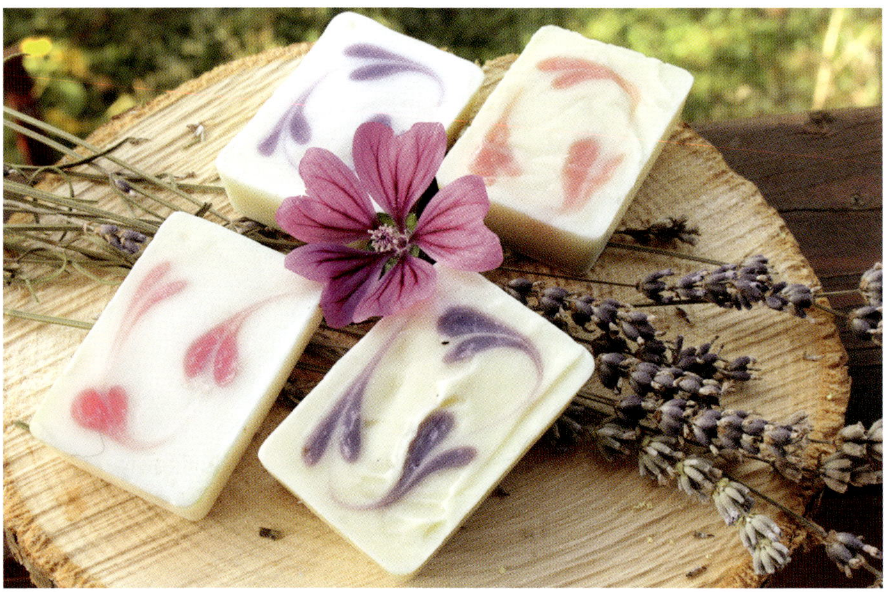

TOPF-SWIRL

Für diese Technik werden verschiedenfarbige Seifenleime zuerst in einen Topf getrichtert.

› Fülle an einer Stelle am Rand mehrere Leime, ruhig in etwas größeren Portionen, in den Topf. Das kannst du gerne ohne einen Trichter machen – einfach immer am selben Punkt einfüllen. In diesem Topf bilden sich dicke Kreise.

› Mit diesem Topf gießt du dann den Seifenleim in die bereitgestellte Form.

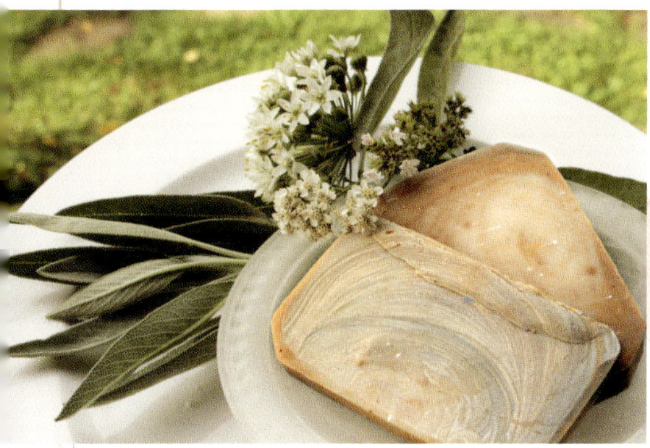

» **VIDEO**: *Topf-Swirl*

Und nun kommt durch eine gezielte Handbewegung das Swirln:

› Bewege den Topf während des Einfüllens immer ein klein wenig hin und her – nur drei Millimeter links und rechts. Führe diese Zick-zack-Bewegung sehr schnell aus. Meine Freundin gießt mit dieser Handbewegung Milchschaum auf ihren Kaffee – ich denke, so kann man es sich gut vorstellen.

› Mit dem Swirl-Topf darf man natürlich auch an mehreren Stellen der Form den Seifenleim einfüllen. Bald berühren sich die feinen Topf-Swirl in der Form und ergeben ein zusätzlich schönes Muster.

Mit dem Topf-Swirl kannst du die absolut feinsten Swirl-Linien erzeugen.

Hier ist ein horizontales Aufschneiden der Seife besser geeignet, die Feinheit der Linien kommt damit wirksamer zur Geltung.

DRAHT-SWIRL

Das Verwirbeln mehrerer Farbschichten ist auch mit einem dünnen Draht möglich. Der Vorteil besteht darin, dass man sich den Draht immer in passender Größe zurechtbiegen kann.

Mit dem Draht taucht man von oben gerade und vollständig in die Form ein.

› Unterscheide: Mit dem Draht erreichst du horizontale Swirl – mit dem Stäbchen erreichst du vertikale bzw. oberflächliche Swirl.

› Mehr noch: Mit dem Draht werden im Inneren geheimnisvolle Muster gezogen, die auf der Oberfläche jedoch nicht sichtbar sind. In der Seifensieder-Sprache heißt das *Secret Swirl*. Die Führung des Drahtes im Inneren der Seifenform kann in geraden Linien oder in Kreisen erfolgen.

Als selbst gemachtes Werkzeug dient ein alter Draht-Kleiderbügel, den du dir auf die Länge deiner eckigen Holzform zurechtbiegst, damit er exakt hineinpasst.

Die Form des Drahtes ähnelt einem großen, eckigen U. Die überstehenden Drahtenden sind die Griffe des Draht-Swirls.

Ich habe meine Drahtenden in eine Holzleiste geklebt.

Perfekt ist der Draht, wenn er aus Edelstahl besteht oder ummantelt ist (wie Elektrodraht). Dann reagiert der Seifenleim nicht mit dem Metall.

Zur Herstellung eines dickeren Draht-Swirls kannst du vor dem Biegen einen Trinkhalm aufstecken und die offenen Enden eventuell zukleben. Durch den dickeren Draht werden die Farbschichten stärker geswirlt, da mehr Farbleim hin und her bewegt wird.

» ***VIDEO***: *Draht-Swirl*

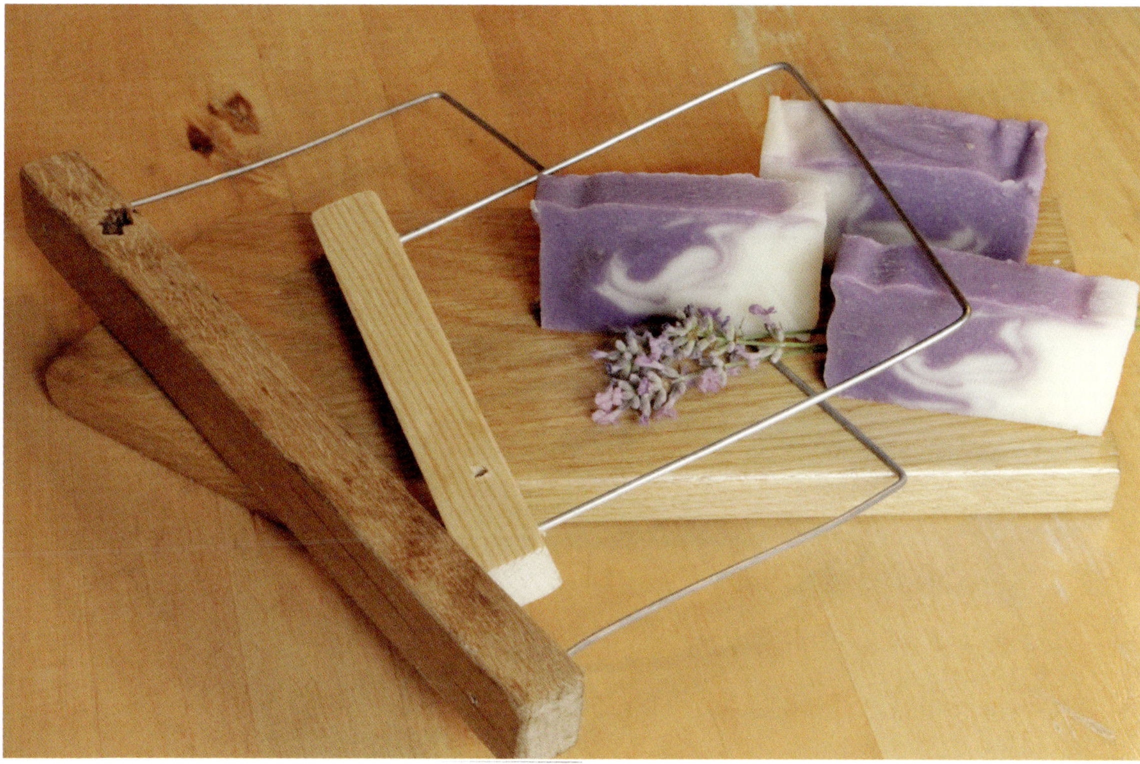

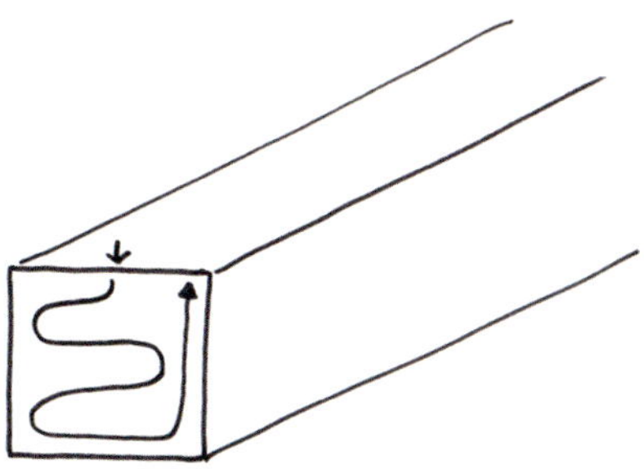

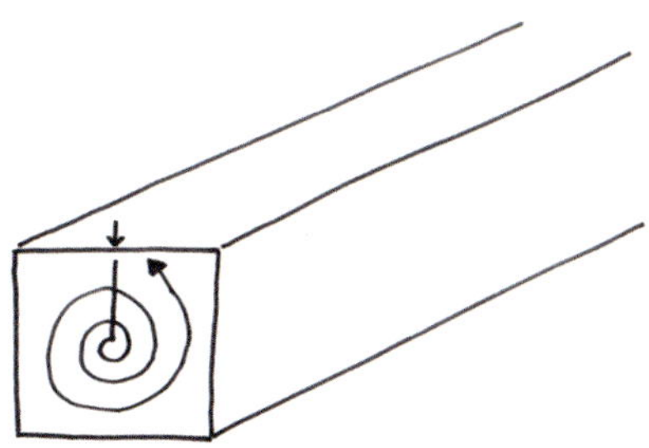

FEDER-TECHNIK

Eine Besonderheit ist die Darstellung einer zarten Feder mitten im Seifenstück. Dafür braucht man als Werkzeug einen Drahtbügel, der die Länge der eckigen Holzform hat und somit exakt hineinpasst. Aus einem alten Kleiderbügel kannst du dir einfach den Draht zurechtbiegen.

› Entscheide dich für einen hellen Grundleim und drei bis vier bunte Seifenleime in sehr kleinen Mengen.

› Fülle den Grundleim zu etwa einem Drittel in die eckige Holzform ein.

› Für die Feder gießt du mit einem bunten Seifenleim einen Strich in der Mitte von vorne bis hinten.

› Darauf gießt du einen Strich mit dem Grundleim.

› Darauf gieße einen Strich mit einem weiteren Farbleim.

› Darüber gießt du wieder den Grundleim und verteilst ihn auch seitlich, falls notwendig, in der Holzform. Es sollen die Seiten nicht schräg abfallen und sich in der Mitte der Seifenleim nicht türmen.

› Nun wechselst du weiterhin mit einer Farbe und mit dem Grundleim ab. Stets darauf achten, dass die Seiten auch mit dem Grundleim befüllt werden.

› Die oberste Schicht in der Holzform sollte circa einen Zentimeter hoch mit dem hellen Grundleim abschließen.

› Nun setze den Drahtbügel genau in der Mitte an und drücke ihn ein Mal nach unten durch alle farbigen Schichten und ziehe den Drahtbügel am Boden in eine Ecke und an einer Seitenwand wieder heraus.

Die dünnen Farbschichten ergeben nun ein filigranes Federbild, das wiederum erst beim Aufschneiden sichtbar wird.

» ***VIDEO***:
Feder-Technik

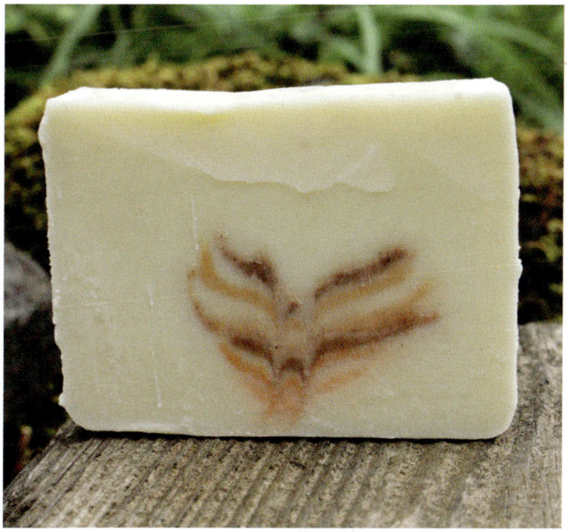

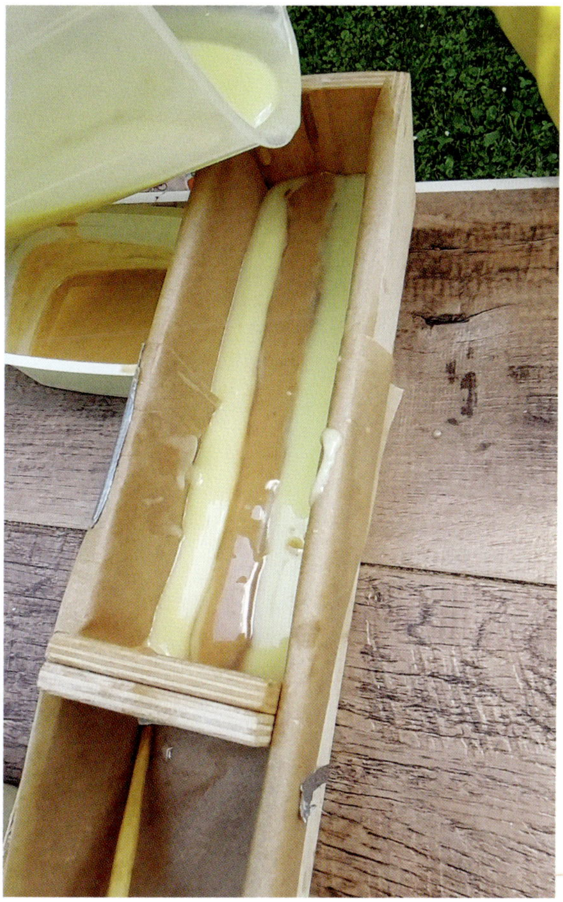

FLIEGENDE VÖGEL

Das Bild von fliegenden Vögeln erzielst du, indem du die Seife wie vorhin beschrieben in der Form zubereitest und dann zwei Mal (anstatt ein Mal) mit dem Drahtbügel nach unten durchdrückst.

› Also das erste Mal mit dem Draht durchdrücken und vollständig aus dem Seifenleim herausheben.

› Dann das zweite Mal möglichst gleich ansetzen, durchziehen und erneut komplett aus dem Seifenleim herausheben.

Durch die nicht idente Führung des Drahtes entstehen Flügel, Kopf und Beine von fliegenden Vögeln.

Diesen Seifenblock immer vertikal aufschneiden.

UMMANTELN

Diese Technik besteht aus zwei Arbeitsschritten.

Zuerst muss der Mantel hergestellt werden. Im zweiten Arbeitsgang wird der Mantel in eine Form gestellt und vollgefüllt.

Erster Schritt:

› Eine große flache Form wird zwei Zentimeter hoch mit Seifenleim befüllt. Hier kann in jeder beliebigen Technik gearbeitet werden. Meistens soll der Mantel besonders auffallend und hübsch aussehen.

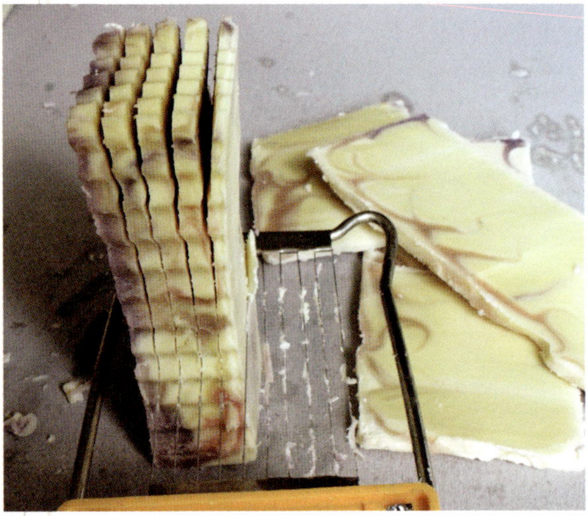

› Sobald der Verseifungsprozess abgeschlossen, aber die Seife noch nicht vollkommen ausgehärtet ist, wird sie weiterverarbeitet. Sie muss bereits schneidbar und noch formbar sein, damit sie sich gut zu einer Rolle formen lässt. Der optimale Zeitpunkt dafür kann stündlich überprüft werden.

› Schneide von der ganzen Platte mit einem dünnen Draht mehrere 4-mm-dünne Mantelplatten ab. Zum präzisen Schneiden kannst du dir 4-mm-Holzleisten als Abstandhalter zu Hilfe nehmen. Es sollten sich fünf Mantelplatten ausgehen.

Irgendwann kam mir die Idee, einen Eier-Schneider, mit dem üblicherweise hart gekochte Eier in Scheiben geschnitten werden, für diesen Zweck zu entfremden. Sofern der Abstand der Drähte passt, können damit mehrere Mantelplatten zugleich geschnitten werden. Ich finde dieses *Werkzeug* praxistauglich.

Zweiter Schritt:

› Diese einzelnen Mantelplatten kannst du in passender Größe zurechtschneiden und entweder in eine eckige Form oder in eine runde Dose stellen. Biege die Mantelplatte behutsam. Der Stoß muss exakt aufeinanderpassen.

› Nun bereite einen einfärbigen Seifenleim zu und fülle den Mantel vollständig damit auf. Bei der Auskleidung einer eckigen Form musst du noch mit einem Deckel aus einer Mantelplatte abschließen.

› Eine einfache Möglichkeit, ohne das Herstellen der Mantelplatten, ist, wenn du in die runde Dose zuerst eine dünne Leimschicht einfüllst, den Rand damit vollflächig benetzt und das Ganze mehrere Stunden gut trocknen lässt. Klarerweise kann damit keine besonders anspruchsvolle Gestaltung des Mantels erfolgen.

› Danach fülle die Dose mit dem Grundleim vollständig auf.

Bei den aufgeschnittenen Seifenstücken ist der Mantel jedenfalls gut sichtbar.

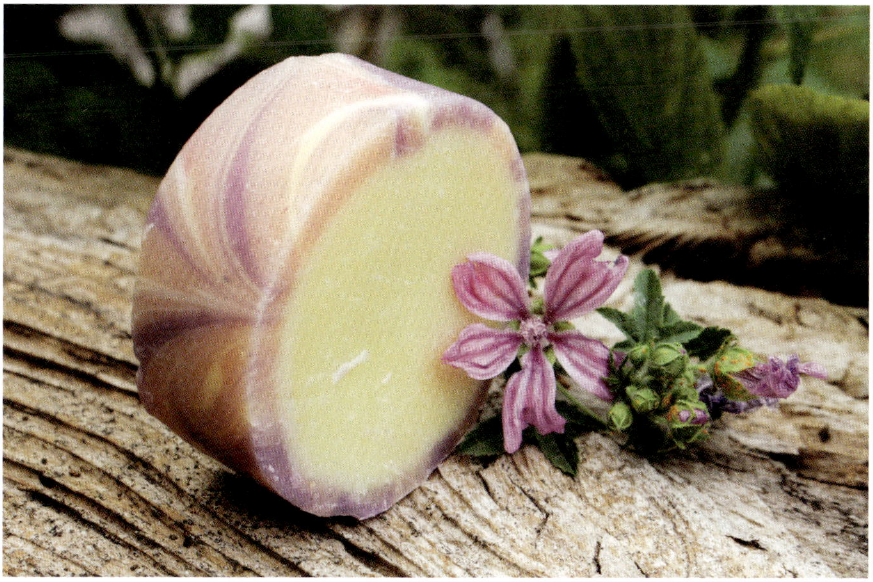

EINLEGER UND AUFLEGER

Für eine Einleger- bzw. Aufleger-Seife sind immer zwei Arbeitsschritte notwendig.

Im ersten Arbeitsgang werden die Figuren hergestellt und im zweiten Arbeitsgang werden die Figuren entweder vollkommen versenkt (Einleger) oder nur teilweise in den Leim gedrückt (Aufleger).

Da die Einleger- und Aufleger-Figuren fest werden müssen, können beide Arbeitsschritte nicht am selben Tag ausgeführt werden.

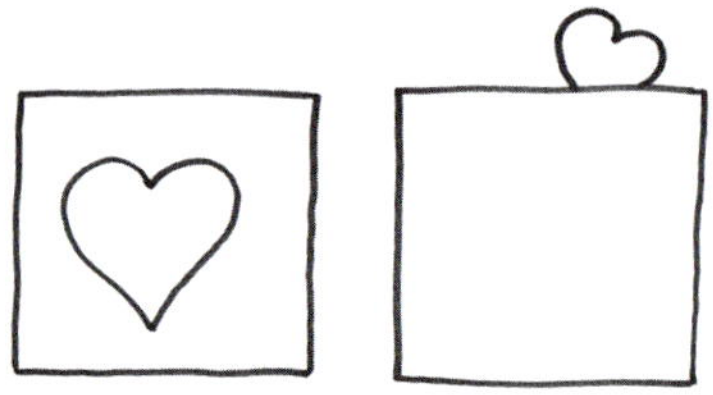

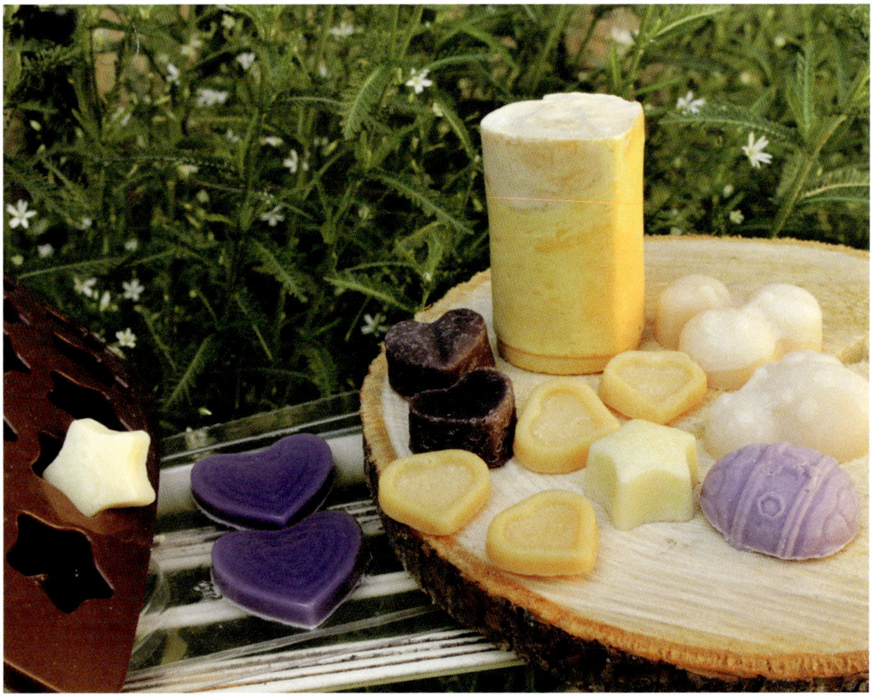

Mini-Silikonformen

Die liebsten und filigransten Figuren kannst du mit Mini-Silikonformen herstellen. Es gibt sie bereits zu allen Anlässen und Festen im Jahreskreislauf mit den entsprechenden Motiven. Das Arbeiten mit Silikonförmchen ist denkbar einfach und unkompliziert. Auch manche Pralinenformen aus der Schokoladenabteilung lassen sich gut befüllen.

Ausstechformen

› Stich aus einer dünnen, noch frischen Seife mit alten *Keksausstechern* deine Herzen, Sterne, Blumen und Tiere aus. Dafür sind die Randstücke bestens geeignet, die beim Aufschneiden einer Blockform anfallen.

Diese Figuren oder Formen lassen sich gut auf Vorrat herstellen und sind stets zur Verfügung, wenn man sie in einigen Wochen oder gar Monaten braucht.

Röllchen

› Versuche mit einem Sparschäler (mit dem man normalerweise Äpfel schält) kleine Röllchen von einer frischen Seife zu hobeln. Die besondere Herausforderung liegt darin, dass die Röllchen dabei nicht zerbrechen und schöne Kringel bilden.

Mit diesen Röllchen kannst du eine Seife durchgehend gestalten.

› Dafür die Röllchen dicht nebeneinander auf den Boden einer Form stellen und mit andersfarbigem, vorzugsweise hellem Seifenleim übergießen.

Die Röllchen sind nur zu sehen, wenn du die Seife horizontal aufschneidest.

Weniger Röllchen brauchst du, wenn du sie als Aufleger verwendest. Dann ist egal, für welche Schneidetechnik du dich entscheidest.

Alte Seifen

Es kann ja durchaus einmal vorkommen, dass dir tatsächlich eine Seife übrig bleibt oder überhaupt nicht mehr gefällt. Auch für Seifen, deren Duft bereits verflogen ist, bietet sich diese Vorgehensweise gut an.

› Diese *alte Seife* zerschneide in kleine Würfel von 0,5–1 cm Seitenlänge. Sie bilden als Einleger schöne Muster und erzielen als Aufleger eine auffallende Wirkung.

Stangen

Viele Dinge können entfremdet und weiterbenutzt werden. Aus leeren Spritzen, Klopapierrollen oder Abflussrohren kann eine Stange gegossen werden. Diese runde Form kann in einer fertigen Seife den Mond oder die Sonne darstellen.

Wenn du sehr geschickt bist, kannst du aus einer frischen Seife eine Stange, beispielsweise in Herzform, schnitzen. Allerdings bleiben dabei viele Seifenschnipsel übrig. Daher bevorzuge ich das Übereinanderstapeln von gleich großen Figuren, die ich zuvor ausgestochen oder mit Mini-Silikonformen hergestellt habe.

Diese gestapelte Stange ist zwar etwas instabil, die Weiterverarbeitung funktioniert aber ausreichend gut.

Der einzige Unterschied liegt in der Ausführung:

› Die geschnitzte Stange ist kompakt und kann liegend im Seifenleim versenkt werden, der Stapel wird vertikal in eine hohe Form gestellt und mit flüssigem Seifenleim umgossen.

AUFGEPASST: Wenn der Seifenleim noch zu dünn ist, sinken die Einlegerstangen auf den Boden.

› Warte lieber, bis der Seifenleim angezogen hat und positioniere die Einlegerstange mit Zuhilfenahme eines dünnen Stabes. Damit kannst du sie auch wieder etwas nach oben drücken, falls das notwendig wäre.

Alle versenkten Einleger werden erst beim Aufschneiden des Seifenblockes sichtbar.

Hübsche Einzelfiguren (z. B. Engerln) können für eine besonders ansprechende Gestaltung als sogenannte Aufleger nur teilweise in den Seifenleim gedrückt werden. Ob gerade oder leicht schräg aufgelegt, mittig oder seitlich, hochgestellt oder mit der Grundfläche liegend – es wird immer ein anderer Effekt erzielt. Warte mit dem Hineindrücken der Aufleger so lange, bis der Basis-Seifenleim angezogen hat, damit die Aufleger nicht komplett versinken. Diese hineingesteckten Figuren sind bereits die fertige Dekoration der Seife und dürfen nicht zerschnitten werden.

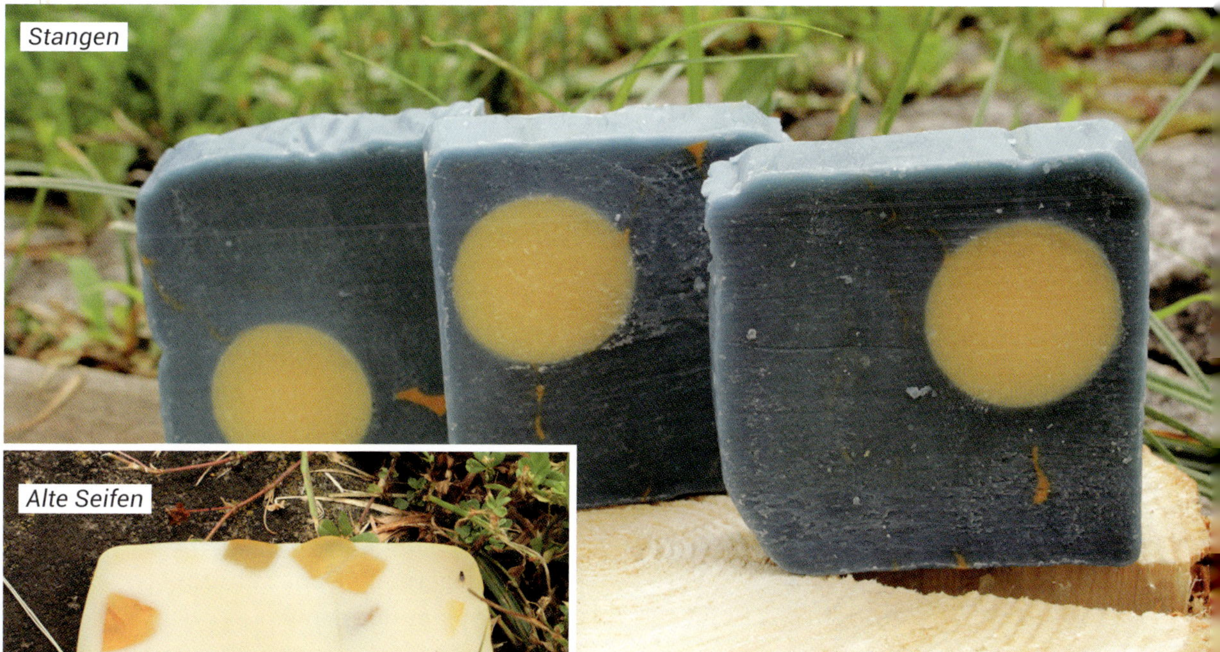

Stangen

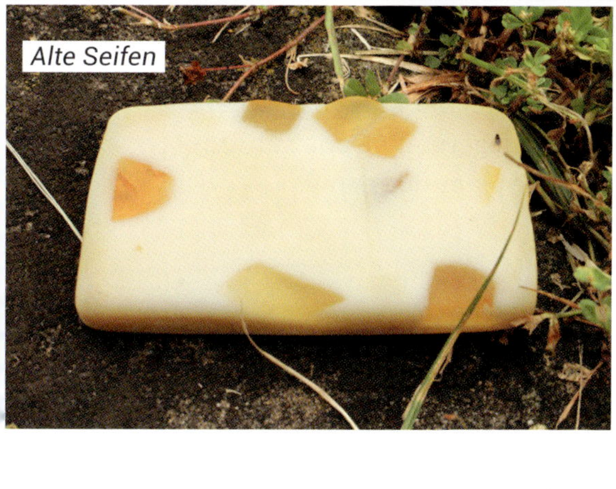

Alte Seifen

SCHABLONEN

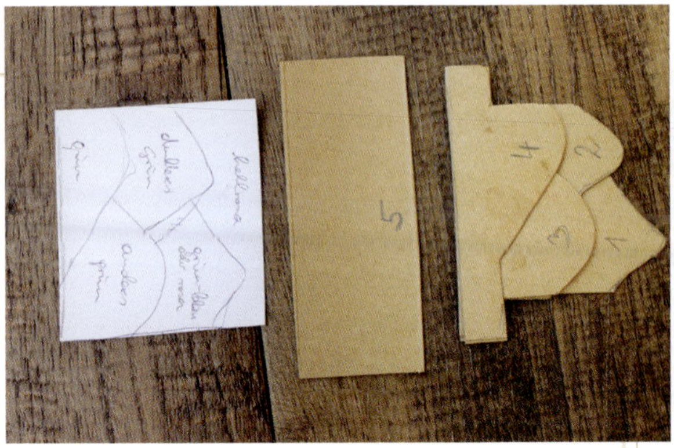

Mit dieser Technik können von Profis ganze Bilder und Landschaften gestaltet werden.

Wenn du diese Technik nachmachen möchtest, so beginne mit einfachen Motiven wie zum Beispiel Bergen, Bäumen oder Meereswellen.

Die Anfängervariante ist eine Schablone mit Zackenmuster oder Wellen.

› Für diese besonders aufwendige Technik muss der Seifenleim gut angedickt sein und sich mindestens im Puddingstadium befinden. Wenn du im Umgang mit Parfumölen sicher bist, kannst du den Vorteil des blitzartigen Andickens für diese Technik nutzen. Ansonsten rühre eine Portion Seifenleim lieber so lange, bis sie fest wird.

› Auf einen stabilen Karton werden Motive oder Figuren gezeichnet und ausgeschnitten. Dabei müssen meist mehrere Kartonteile angefertigt werden.

› Die Seite, mit der du über den Rand deiner Form gleitest, muss bei allen Teilen ident sein. Auf der Seite, die das Motiv bildet, muss immer ein Teil weggeschnitten werden.

› Es müssen alle Kartonteile fertig vorbereitet sein, denn jede Schablone wird nur ein Mal zum Durchziehen benutzt.

› Fülle den ersten Seifenleim, so hoch wie für die erste Schablone notwendig, in die eckige Holzform. Stecke den Karton vorne auf der Stirnseite ein und ziehe damit bis an die Rückseite durch. Der dressierbare Seifenleim nimmt die Konturen deiner Schablone an. Sollte dein Seifenleim noch etwas zu weich sein, so besprühe die Oberfläche mit Alkohol. Ein hübsches Motiv könnte zum Beispiel eine Gebirgslandschaft sein.

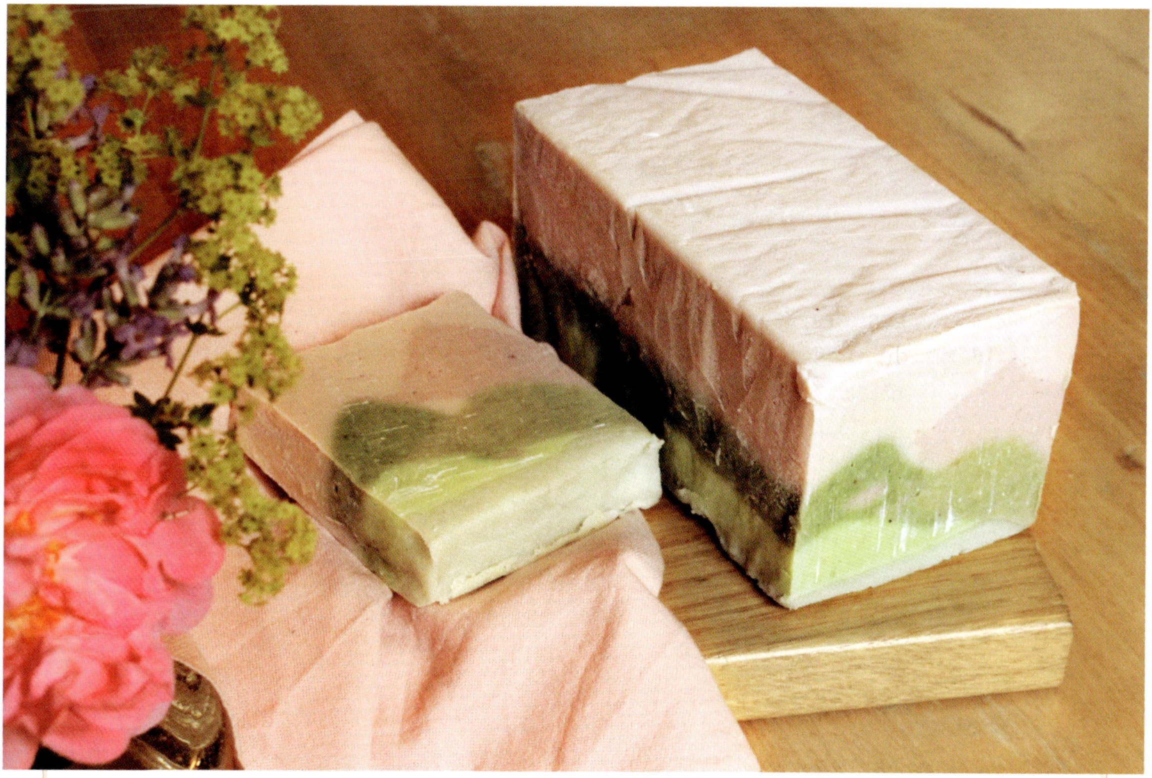

» **VIDEO**: *Schablonen*

› Nun gibst du den nächsten Seifenleim drauf und ziehst mit dem nächstkleineren Karton durch.

› So wiederholst du die zwei Arbeitsschritte: einfüllen und mit dem Karton durchziehen. Jedes Mal erweitert sich das Motiv.

Nach dem Aufschneiden des Seifenblockes haben alle Seifenstücke dasselbe Motiv.

BLÜTEN UND KALEIDOSKOP
MIT DER LIFT-TECHNIK

Mit einem speziellen Einsatz können schöne Blütenmuster und bunte, geometrische Kaleidoskop-Seifen hergestellt werden.

Dieser Einsatz ist eine Metall- oder Hartplastikscheibe mit verschieden großen Löchern, die geometrisch angeordnet sind. Auch spiralförmige Einsätze und Komplett-Sets sind schon auf dem Markt.

Ich benütze gerne Dinge, die bereits im Haushalt vorhanden sind. So ist mein Einsatz der abgeschnittene Boden eines alten Plastikblumentopfes, in den neben den vorhandenen Abzugslöchern noch zusätzliche Löcher geschnitten sind. Als Stab habe ich drei Drähte durchgefädelt und fixiert. Die Röhre ist ein Stück Abflussrohr.

Ein Flohmarkt ist der geeignete Einkaufsplatz für Seifenzubehör. Dort sah ich einen runden Kartoffelstampfer, der für diese Technik zweckentfremdet werden kann.

› Die Einsatzscheibe mit Stab wird auf den geschlossenen Boden einer passenden Röhre gestellt.

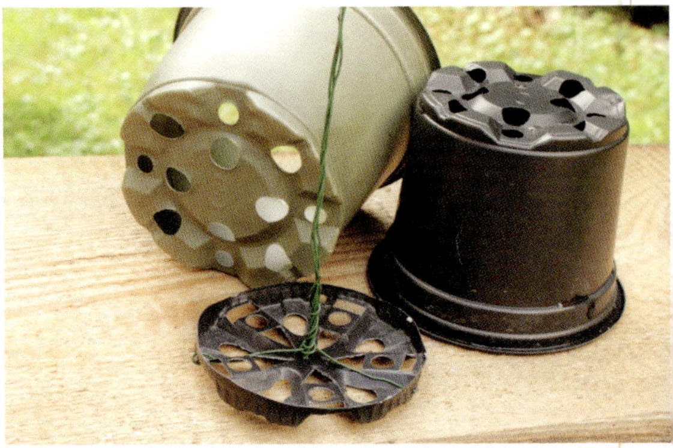

› Nun müssen mehrere färbige Seifenleime abwechselnd und in kleinen Portionen exakt auf den Stab gegossen werden. Der Seifenleim fließt entlang des Stabes hinab und bildet am Boden dünne Kreise. Diese Vorgehensweise kennst du schon von der Trichter-Technik. Je gleichmäßiger die Kreise gegossen sind, desto gleichmäßiger erscheint später das Muster.

› In diesem Verfahren wird die Röhre bis an den Rand vollgefüllt.

› Nun kommt der Lift: Die Einsatzscheibe wird mit dem Stab gerade nach oben herausgezogen.

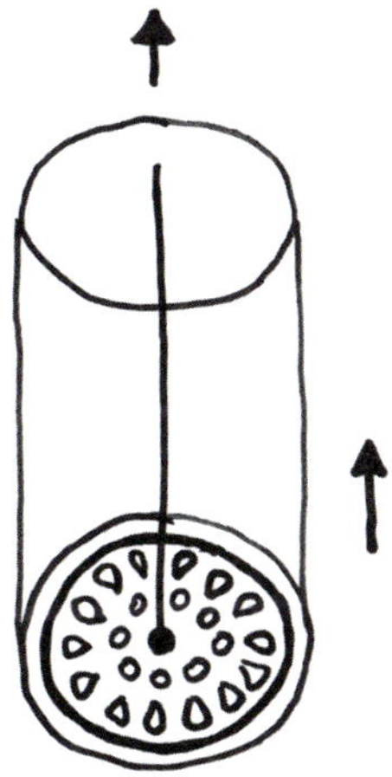

Es passiert dabei Folgendes: Die untere Farbschicht wird in die obere Farbschicht hochgezogen. Dadurch bilden sich geometrische Farbmuster, die nach dem Aufschneiden an bunte Blüten erinnern. Es macht gar nichts, wenn die Farbmuster nicht vollkommen spiegelgleich sind – schön ist die Seife allemal.

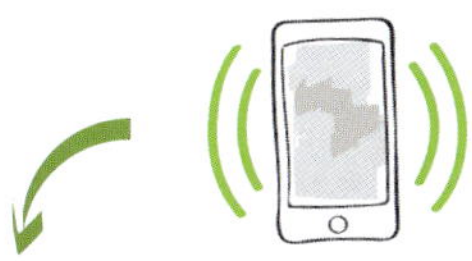

» VIDEO: *Lift-Technik*

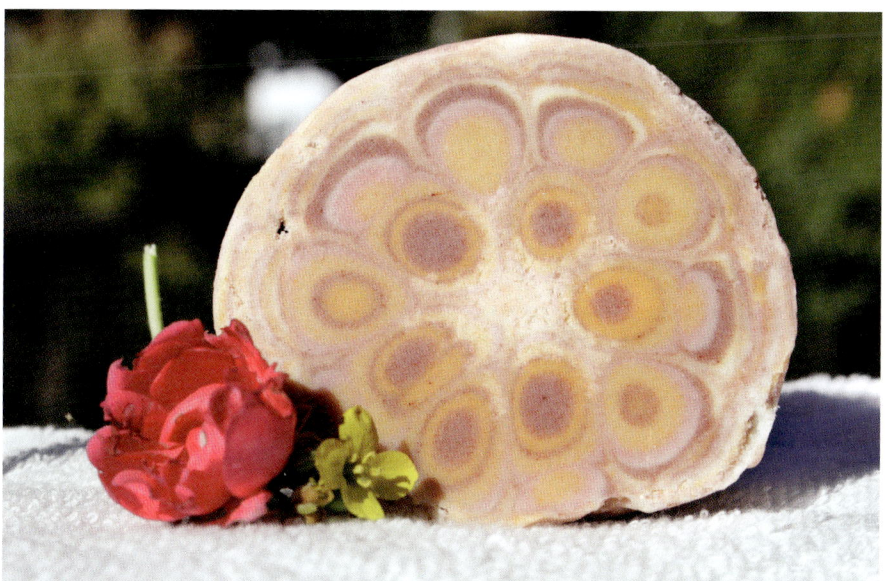

TRÄNEN – TEARDROP

Das ist eine spezielle Gießtechnik, die schwieriger zu erlernen ist und einige Übung erfordert.

› Du benötigst eine große Menge Grundleim und mehrere kleine Portionen verschiedenfarbigen Seifenleim. Grob gesagt, wird der färbige Seifenleim ins untere Drittel des Grundleimes gegossen und durch seitliches Auffüllen mit dem Grundleim mittig hochgezogen. Das klingt kompliziert – und ist in der Durchführung auch nicht so einfach. Hier alles nochmals langsam:

› Fülle den Grundleim zu einem Drittel in eine eckige Holzform und teile diesen Leim sofort auf zwei Behälter auf. Stelle beide beiseite.

› Nun gieße mit allen farbigen Seifenleimen in der Mitte Striche von vorne bis hinten, wie du es von der Holzmaserungstechnik kennst. Die Farben müssen dabei exakt in der Mitte übereinandergegossen werden, auch wenn sie teilweise verrinnen.

› Nun kommt der knifflige Teil. Fülle nun den linken und den rechten Rand gleichzeitig mit dem Grundleim auf. Du musst beidhändig arbeiten.

Durch das parallele Einfüllen ziehst du den bunten Seifenleim nach oben. Die Träne wird nach oben gedrückt, zumindest ein Teil davon. Das ist tatsächlich sehr schwierig und erfordert viel Übung.

Nun ist Geduld gefragt, denn erst beim Aufschneiden wird sichtbar, ob die Träne gelungen ist und von ganz oben in die Seife tropft.

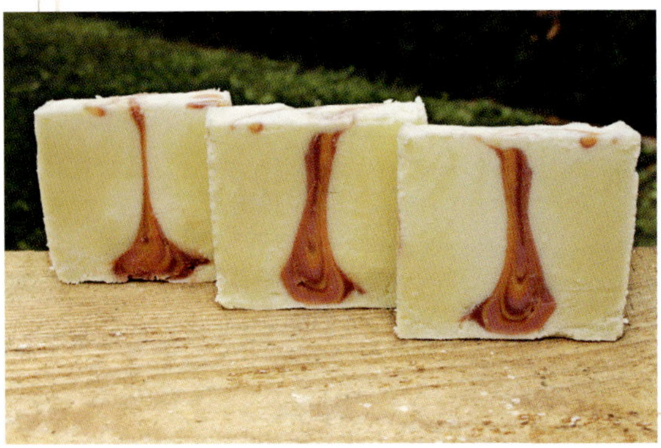

» ***VIDEO***: *Tränen – Teardrop*

DREHTELLER

Mit dieser Technik können zum Beispiel Yin-Yang-Seifen und Lollipop-Seifen hergestellt werden.

- Dafür brauchst du einen Drehteller, wie er für Torten verwendet wird, und ein gutes Klebeband.
- Weiters benötigst du eine runde Dose und ein Stück Karton, das du in die Dose klemmst. Der Karton muss vom Boden bis an den Dosenrand reichen. Er dient zur Trennung der beiden farbigen Seifenleime beim Einfüllen.

› Stelle zwei verschiedenfärbige Seifenleime in gleich großer Menge her.

› Fülle nun einen Farbleim links und den anderen Farbleim rechts vom Trennkarton ein.

› Ziehe den Trennkarton vorsichtig heraus. Die beiden Farbleime bleiben bereitwillig in *ihrer* Hälfte.

» ***VIDEO***: *Drehteller*

› Klebe nun die Seifendose mittig auf den Drehteller. Du kannst dafür Verpackungs- und Doppelklebebänder vorbereiten. Auch mit knetbaren Klebepads kannst du es zusätzlich versuchen. Die Dose muss auf dem Drehteller wirklich gut haften.

› Durch starkes Andrehen des Drehtellers beginnt nun eine Rotation des Seifenleimes in der Dose. Man muss mehrmals in einer Zeitspanne von ein oder zwei Minuten stark drehen, damit sich der Seifenleim überhaupt verschieben lässt.

Je nach Rotation, wird die fertige Seife später wie das chinesische Symbol oder wie ein bunter Lutscher aussehen.

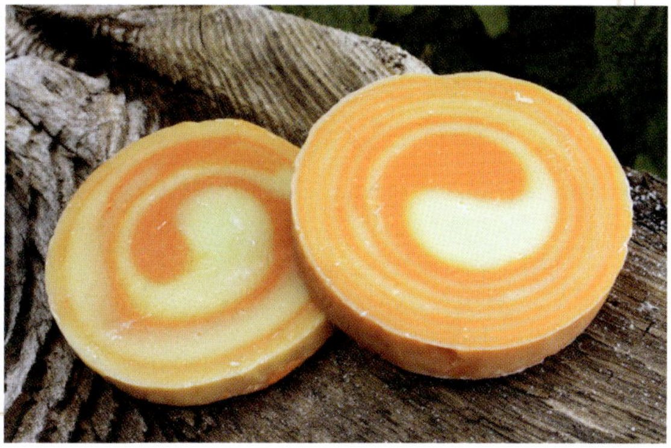

TOPPING

Als Werkzeug brauchst du einen Spritzsack mit Sterntülle, wie du ihn vom Tortenbacken kennst. Manchmal entdeckt man diese ausgedienten Backhilfen auf einem Flohmarkt.

› Für ein gutes Gelingen dieser Technik muss der Seifenleim so fest sein, dass er bereits von allein stehen bleibt.

› Fülle die Seifenmasse in einen Dressiersack, den du nur für die Seifenherstellung benutzt.

› Mit einer aufgesteckten Sterntülle dressierst du auf bereits fertige Seifenstücke, das können beispielsweise Seifen in Muffinformen sein. Auch Seifen, die wie Tortenstücke aussehen sollen, werden mit einem Topping verziert.

» ***VIDEO***: *Topping*

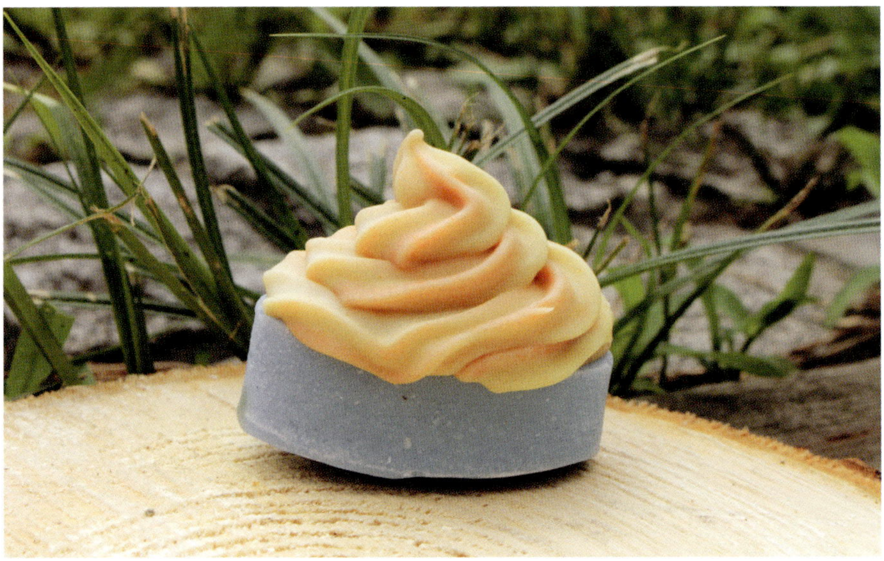

LÖFFELSTRUKTUR

› Auch für diese Gestaltung der Oberfläche muss der Seifenleim bereits so fest sein, dass er sich verschieben und auftürmen lässt.

› Mit einem Löffel wird nur die Oberfläche in deiner Seifenform wellenförmig gedrückt und gespachtelt. Führe die Handbewegung leicht drehend aus. Das Muster erscheint bewusst unregelmäßig. Es sieht sehr schön aus, wenn du mittig oder etwas seitlich den Seifenleim zu einem Berg (Gipfel oder Dach) auftürmst.

› Als zusätzliche Dekoration können ganze Blütenköpfchen seitlich hineingedrückt werden.

Diese unregelmäßige Oberflächengestaltung nimmt einer eckigen Seife das strenge Aussehen.

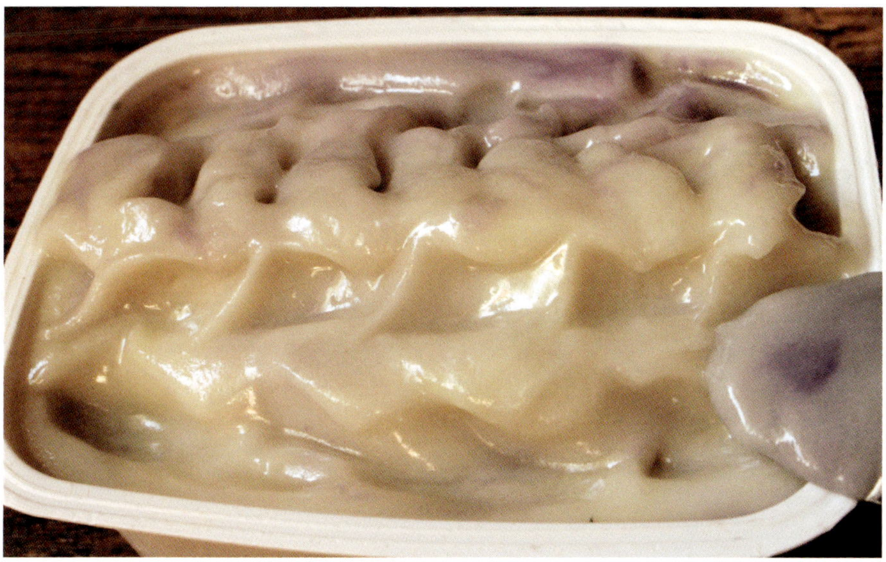

STEMPELN

Schlichte oder einfarbige Seifenstücke sind ideal zum Stempeln geeignet. Der optimale Zeitpunkt kann nicht exakt vorhergesagt werden – nur durch Ausprobieren erreichst du ein zufriedenstellendes Ergebnis. Zu viele Faktoren, wie Wassermenge, Trocknungsbedingungen, ätherische Öle oder Duftöle, spielen dabei eine Rolle.

Nach etwa ein oder zwei Wochen kannst du deine aufgeschnittenen Seifenstücke testen. Sie sollten bereits oberflächlich fest sein, jedoch unter starkem Druck noch nachgeben.

› Platziere deinen Stempel auf der Seife und drücke ihn mit angemessener Kraft hinein. Löse ihn vorsichtig und ziehe ihn wieder ganz heraus. Es sollen im Stempel keine Seifenrückstände zu sehen sein.

Falls doch etwas klebt, können noch drei Möglichkeiten zur Lösung dieses Problems herangezogen werden.

› Tauche den Stempel in Tonerde oder Farbpulver und dann sofort stempeln. Dabei bleibt die Farbe des Pulvers in der Seife zurück. Streue dafür wenig Farbpulver auf eine ebene Platte und tauche den Stempel ein. So bleibt eine dünne Pulverschicht haften.

› Lege ein Stück Frischhaltefolie auf die Seife und stemple. Die dünne Folie löst sich wieder sehr gut aus der Seife.

› Bei der dritten Möglichkeit sprühst du viel Alkohol auf die Stempelfläche oder direkt auf den Stempel und stempelst. Der hochprozentige Alkohol verflüchtigt sich rasch.

Sollte es dennoch nicht funktionieren, ist die Seife noch zu weich. Warte eine Woche und führe erneut eine Test-Stempelung durch. Es kann vorkommen, dass beim Stempeln mehr Kraft notwendig ist. Dann nimm einen Hammer und hämmere vorsichtig. Bei optimalen Bedingungen macht das Stempeln wirklich großen Spaß.

Es gibt eigene Seifenstempel aus Metall, Holz und Silikon zu kaufen. Jedoch lassen sich auch viele ungewöhnliche Dinge als Stempel verwenden. Alles, was markante Formen hat, ist einen Versuch wert.

Manche Filzstiftkapseln oder Schraubenzieher und Bohraufsätze sind brauchbar, ebenso Metallknöpfe und Holzdekorplättchen aus dem Bastelgeschäft. Vielleicht magst du die Muscheln des letzten Urlaubes hervorholen und sie als Stempel in die Seife drücken.

Ich habe mit dem Heißkleber ein paar Stempel mit groben Motiven selbst gemacht. Dafür habe ich einfache Muster in Knetmasse gedrückt. Diese Vertiefungen mit Heißkleber aufgefüllt und die dabei entstandene Platte anschließend auf ein kleines Stück Holz geklebt. Bei dieser Art von Stempelabdruck sind die Ränder nicht scharfkantig, sondern verlaufen sanft im Seifenstück.

Die herausgedrückte Seife, die beim Stempeln manchmal seitlich hervorquillt, kann mit dem Fingernagel vorsichtig entfernt oder mit einem kleinen Messer flach abgeschnitten werden.

Wenn das Stempeln zu deinen Lieblingstechniken gehört, so kannst du in einer Seife weitere Techniken damit in Verbindung bringen. Einige Beispiele: Kreisrunde und eckige Einleger heben ein Stempelmotiv besonders hervor. Entlang einer Farbschicht bzw. einer Ader können Stempel exakt angebracht werden. Neben einem Aufleger lassen sich dazupassende Wörter und Motive stempeln.

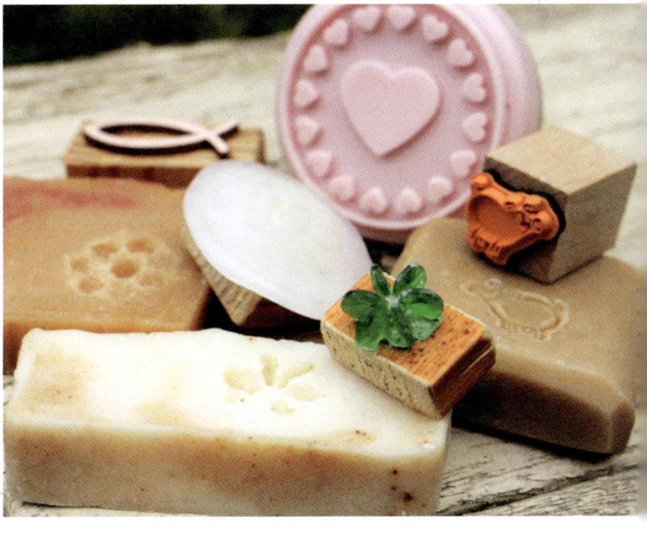

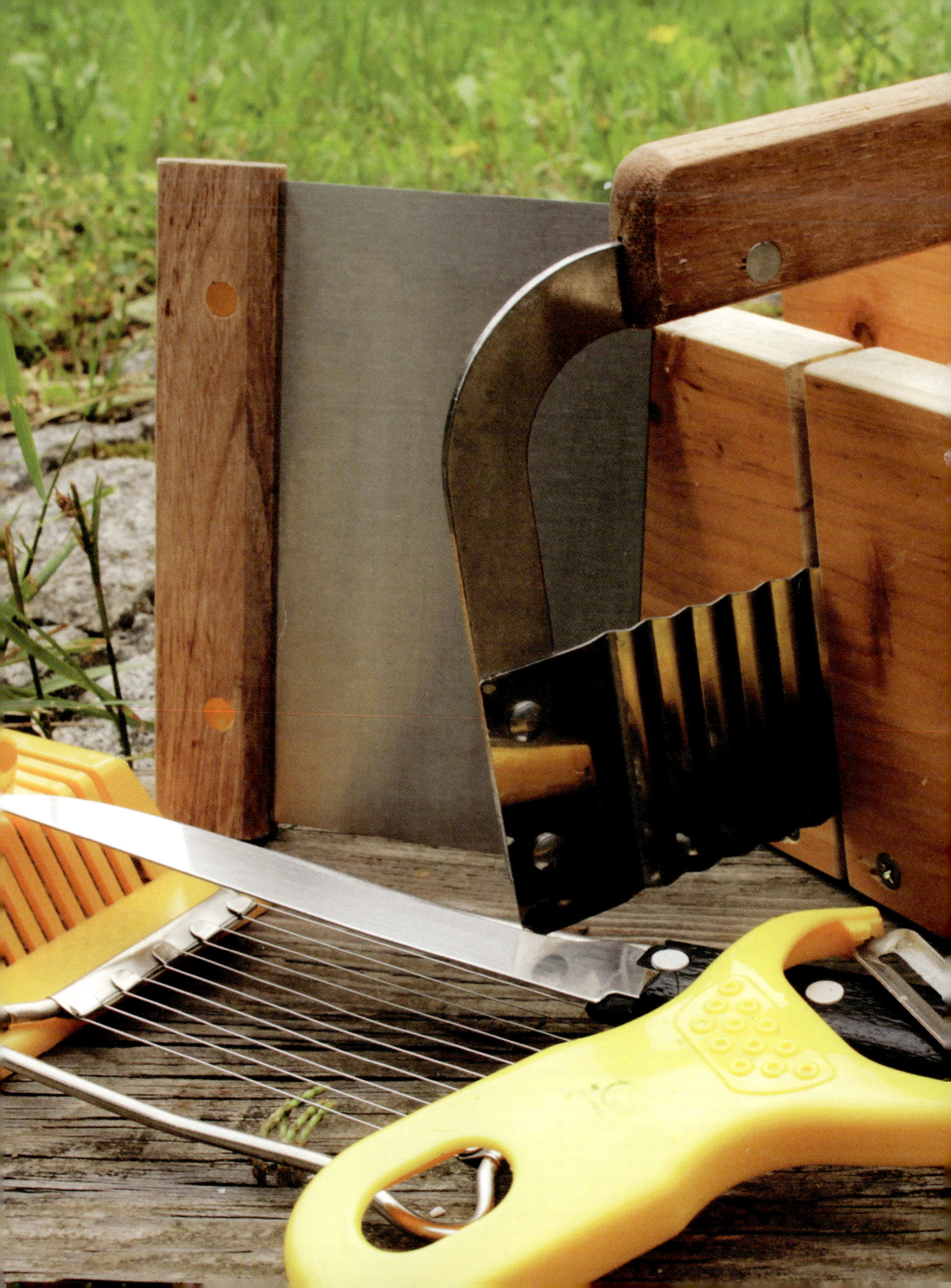

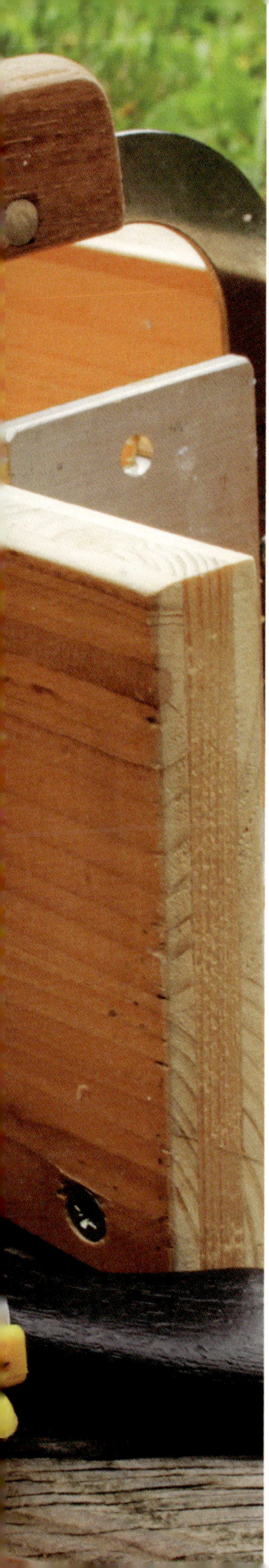

Schneide-Techniken

Ist die Seife fertig gegossen und gereift, kann sie meist schon am nächsten Tag oder zumindest innerhalb einer Woche aus der Form genommen und aufgeschnitten werden. Ein spezielles Aussehen kannst du durch eine geschickte Schnitt-Technik erreichen. Mehr noch – manche Muster kommen erst durchs richtige Aufschneiden zum Vorschein.

Zum Schneiden deines Seifenblockes eignet sich ein Messer, ein Schaber, ein dünner Draht (manche verwenden eine Gitarrensaite), ein starker Zwirn bzw. Garn, ein Wellenschneider und für die Ränder ein Sparschäler.

Für ein gleichmäßiges Aufschneiden gibt es fertige Schneidegeräte, hier kannst du einen Käseschneider, der nicht mehr für Käse benutzt wird, einer neuen Bestimmung zuführen.

Für überschaubare Seifenmengen ist der Kauf eines Schneidegerätes nicht erforderlich.

VERTIKALER SCHNITT

Es gibt im Baumarkt einfache Schaber, die aus glattem Edelstahl hergestellt sind. Mit einer Griffleiste aus Holz liegen sie gut in der Hand. Das Durchschneiden der Seife gelingt relativ leicht und genau.

Mit einem dünnen Draht oder reißfesten Zwirn lassen sich die Seifenblöcke ebenfalls gut schneiden.

› Ziehe dafür den Draht mit deinen beiden Händen fest auseinander, um eine gute Spannung zu erzeugen.

› Für den vertikalen Schnitt legst du den Seifenblock vor dir hin und schneidest gerade von oben nach unten durch, so als ob du eine Scheibe Brot abscheiden würdest. Die fertigen Seifenstücke sind überall gleich dick.

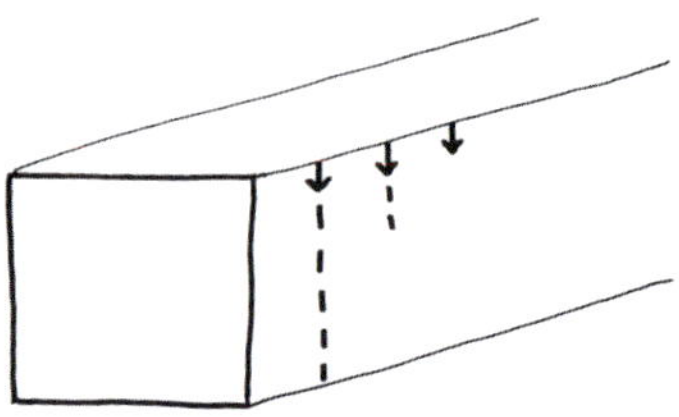

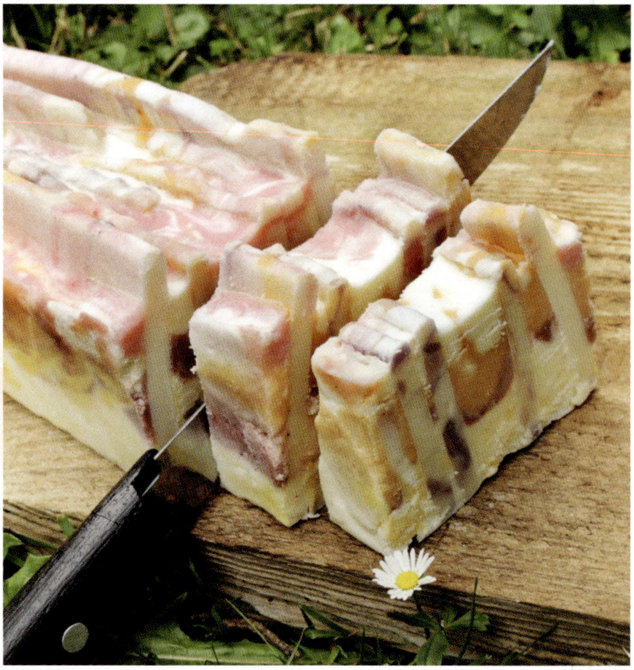

Diese Schnitt-Technik ist für die meisten Seifen in Blockform geeignet.

TRAPEZ-SCHNITT

Eine Abwandlung des vertikalen Schnittes ist der Trapez-Schnitt.

Die fertige Seife ist auf einer Seite schmal, auf der anderen Seite etwas breiter. Von oben betrachtet hat die Seife eine Trapezform.

› Führe den geraden Schnitt von oben nach unten aus, variiere dabei nur die Abstände – auf einer Seite schmal und auf der anderen Seite breiter.

Beim Trapez-Schnitt bleiben keine Seifenreste übrig.

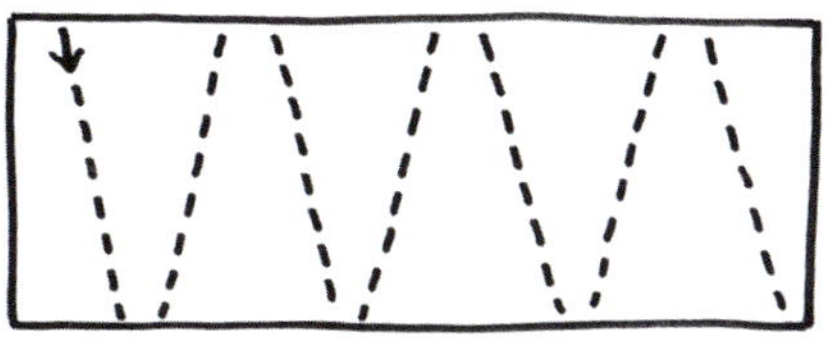

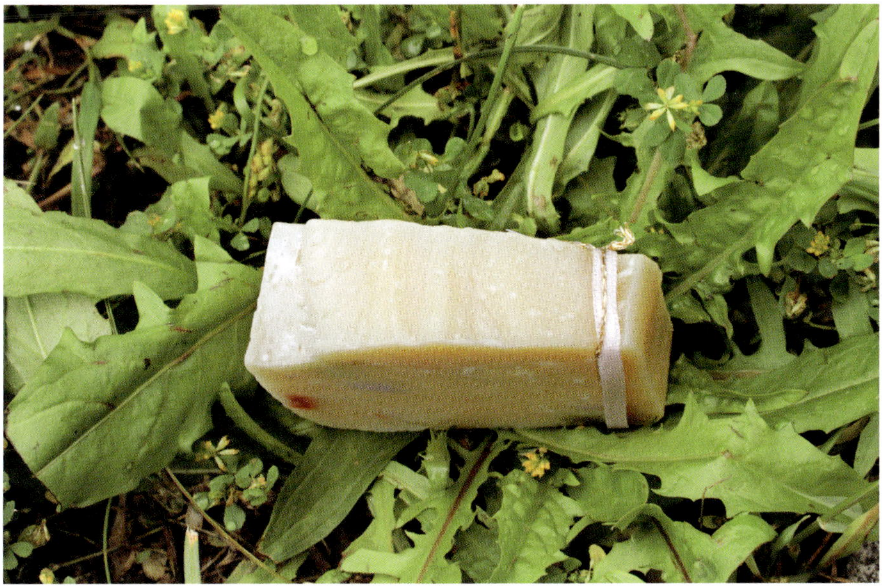

WELLENSCHNITT

Dafür musst du dir ein Wellenmesser aus Edelstahl kaufen. Meistens ist dieses Schneidwerkzeug mit einem Holzgriff, zur besseren Handhabung, versehen.

Die entstandenen Schnittflächen zeigen ein feines und gleichmäßiges Wellenmuster.

Einfärbige Seifenstücke profitieren besonders von diesem Wellenschnitt. Auch das Anfangs- und Endstück deiner Seifenstange benötigt einen welligen Anschnitt.

› Mit dem Wellenmesser wird der Seifenblock, wie gewohnt, von oben nach unten durchgeschnitten.

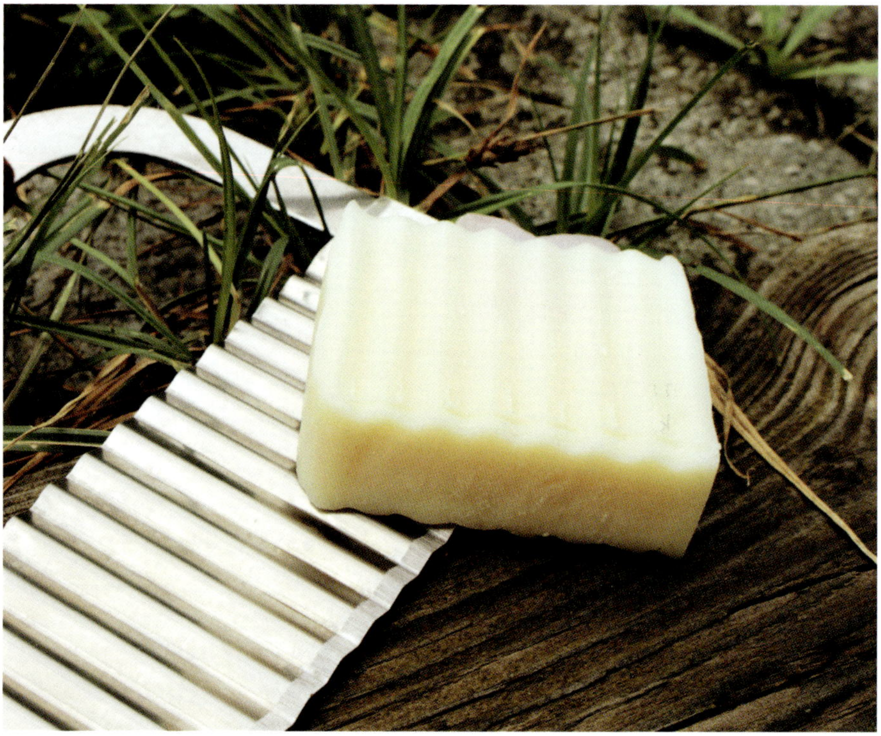

HORIZONTALER SCHNITT

Die horizontale Schnitt-Technik ist unbedingt beim Holzmuster, beim Muschelmuster oder Zebra-Look sowie beim Topf-Swirl notwendig. Nur dadurch wird dieses Aussehen erreicht.

Das kannst du dir so vorstellen, als ob du eine Semmel oder ein Gebäck durchschneidest.

› Zuerst teilst du den Seifenblock in handflächengroße Stücke von 6–8 cm Länge.

› Nun musst du diesen Block horizontal durchschneiden. Diese Schnitthöhe ist die Dicke deines fertigen Seifenstückes. Hier wählst du die Höhe so, dass dir idealerweise kein *Rand* übrigbleibt. Ansonsten schneide das letzte Seifenstück lieber etwas dicker.

Da das *liegende Aufschneiden* etwas schwierig ist, kannst du dir folgendermaßen helfen:

› Kippe den Block um 90 Grad zu dir – dann kannst du wieder von oben nach unten schneiden. Somit liegt die ursprüngliche Seitenfläche jetzt oben und ermöglicht ein horizontales Aufschneiden.

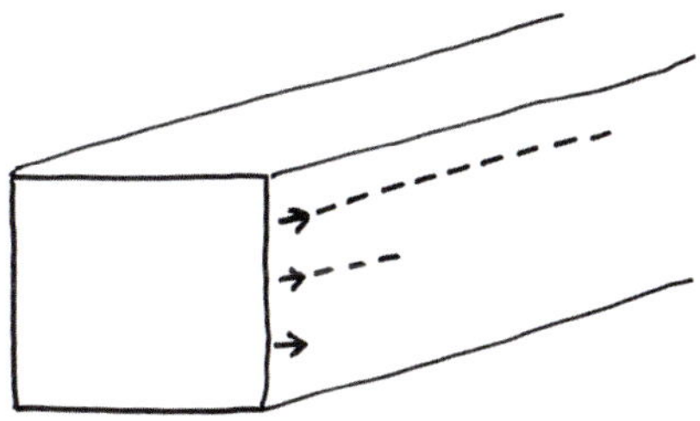

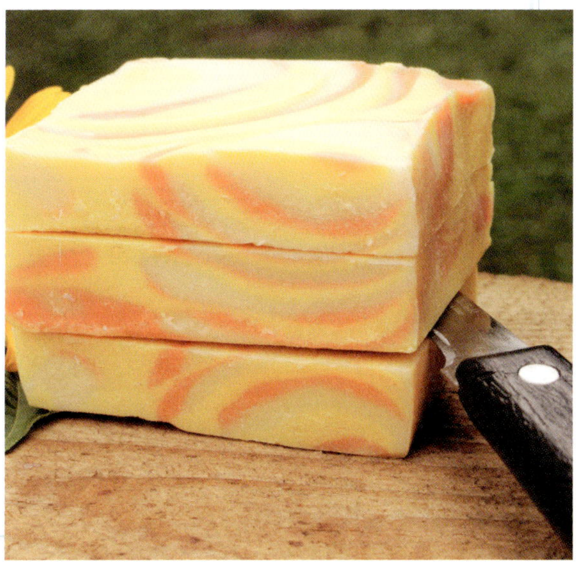

DIVIDOR

Die Stäbchen-Swirl-Technik ist besonders gut für den Dividor geeignet.

Das ist eine größere Blockform mit dünnen, einschiebbaren Trennstegen, die die Seifenform in gleich große Stücke teilen.

Die Seife muss nach dem Aushärten überhaupt nicht mehr oder nur teilweise (je nach eingefüllter Höhe) aufgeschnitten werden. Es gibt ihn in verschiedenen Größen zu 6, 9, 12 oder mehr Stückteilungen. Die Trennstege werden von oben in die fertig geswirlte oder marmorierte Seife eingesetzt.

Auch für Aufleger-Seifen ist ein Dividor sehr gut geeignet, da die Aufleger exakt platziert werden können.

Die ausgehärteten Seifenstücke lassen sich besonders leicht und praktisch aus dem Dividor lösen.

Bei sehr widerspenstigen Seifenstücken kannst du ein Messer zu Hilfe nehmen und entlang der Trennstege vorschneiden.

Dieses Werkzeug wird aus verschiedenen Materialien angeboten, wobei jedes Material seine Vorzüge hat.

Ich habe welche aus Holz, Hartplastik und Silikon gesehen.

Geschickte Bastler können einen Dividor bestimmt aus dünnen Holzplatten selbst bauen. Meinen habe ich auf einem Flohmarkt gefunden und er funktioniert einwandfrei.

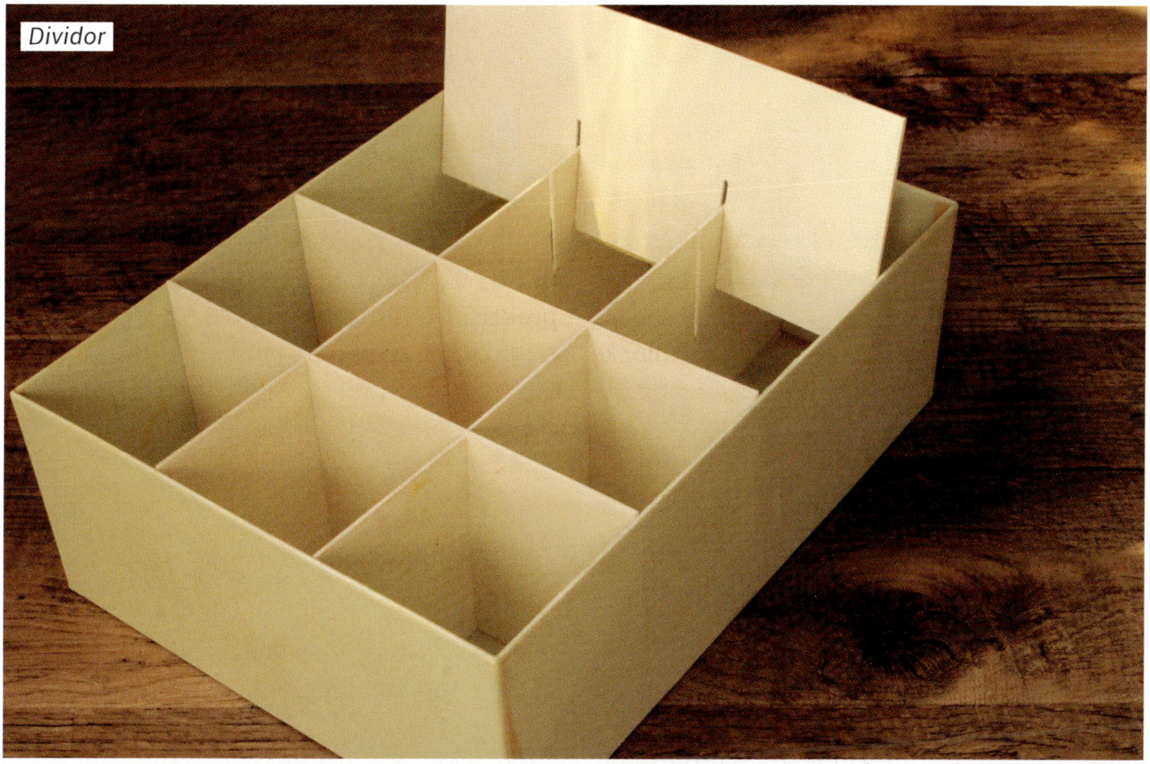
Dividor

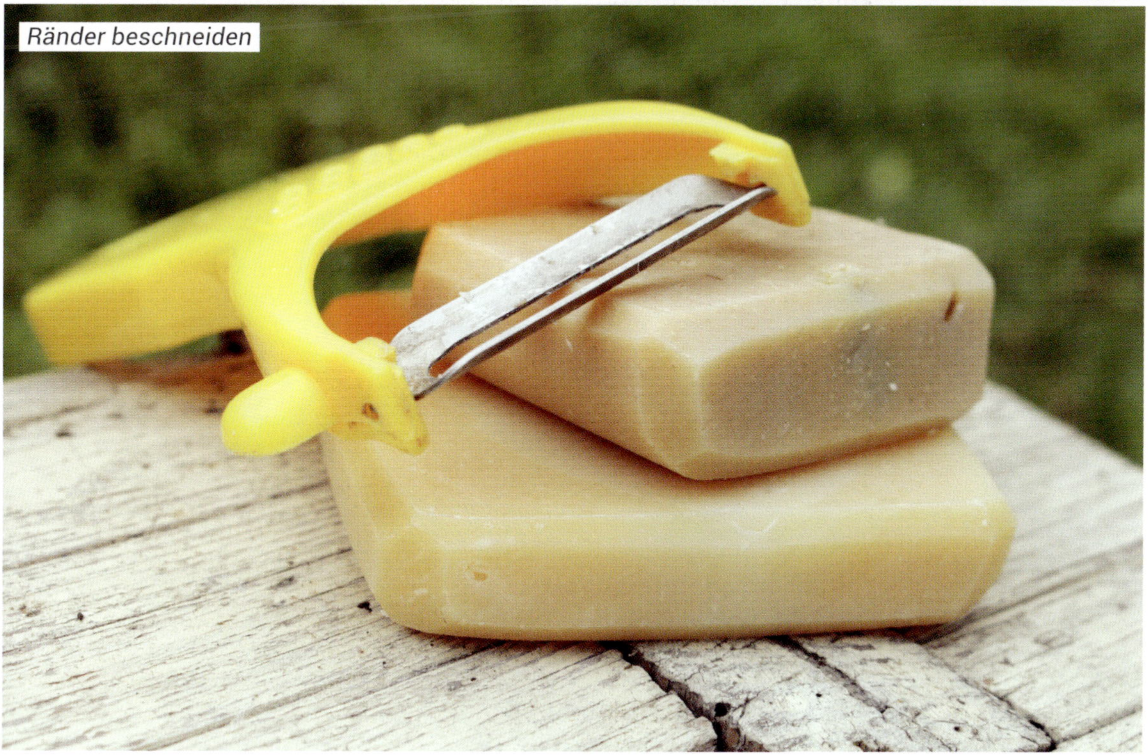
Ränder beschneiden

RÄNDER BESCHNEIDEN

Zum Verschönern der Ränder eignet sich hervorragend ein Sparschäler, der im Haushalt zum Gemüseschälen verwendet wird.

› Alle 12 Kanten rund um dein Seifenstück werden mit dem Sparschäler beschnitten.

› Für eine schmale Beschneidung reicht einmaliges *Kanten-Schälen*, für eine breitere Kanten-Beschneidung darfst du gerne auch zwei Mal *schälen*.

Die Seife bekommt ein weicheres Aussehen und sie liegt wirklich gut in der Hand. Jedoch fallen sehr viele Seifenabfälle an, die du dann unbedingt weiterverwerten solltest, z. B. für die Bröselseife.

Größere Mengen dieser Seifenabfälle können auch umweltfreundlich zu Seifenkugeln oder Waschpulver und Flüssigseife verarbeitet werden.

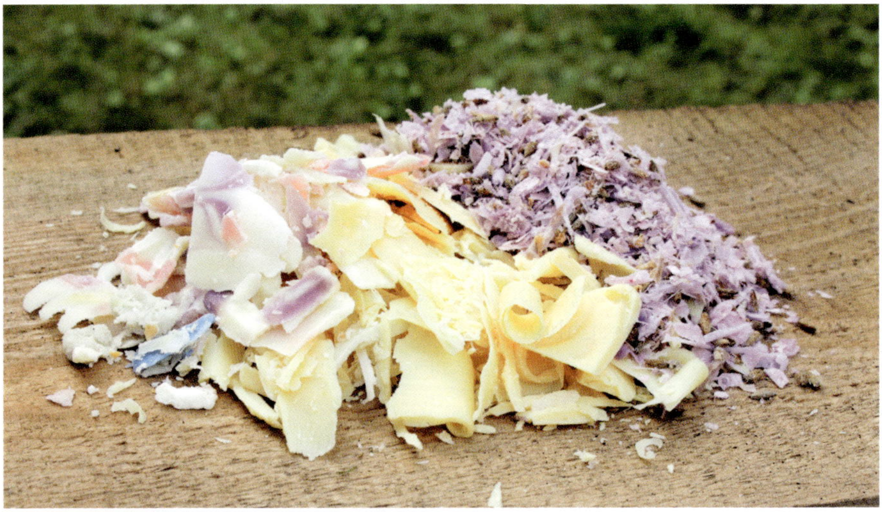

Zuhause im Kräuterglück

Ich bin im Internet durch meine Homepage und meine Facebook-Seite präsent. Viel Interessantes über Heilkräuter und deren Wirkung sowie laufende Kurstermine sind dort zu finden.

www.zuhauseimkraeuterglueck.at
www.facebook.com/DORIS-MAIER-Zuhause-im-Kräuterglück

Meine Seifenzutaten beziehe ich:

www.ruehrwerkstatt.at
www.naturschoenheit.at

Exkurs – Seifenfarben

In den Rezepten sind nicht immer die genauen Bezeichnungen der Farbe aufgeschrieben, sondern einfach der Wortlaut *grüne Farbe*. Das ermöglicht es dir selbst auszusuchen, welches Farbmaterial du lieber verwenden möchtest – gekaufte Pulver, Flüssigfarben, selbst gemachte Kräuterpulver …

Grundsätzlich können Seifen ohne zusätzliche Farbe hergestellt werden. Dann bestimmen die verwendeten Pflanzenwässer zum Ansetzen der Lauge (Gurken- oder Karottensaft, Tee, Kaffee) sowie Fette und Öle den Naturton der fertigen Seife.

Für eine attraktive Gestaltung ist jedoch der gezielte Griff zu bunten Farben notwendig.

Mehr noch: Alle im Buch beschriebenen Techniken erfordern sogar die Verarbeitung von färbigem Seifenleim.

Als grobe Faustregel gilt ½ bis 1 TL Farbe in 500 g Seifenleim.

Meistens greife ich zu gekauften Farbpulvern, die für die Seifenverarbeitung mit Natronlauge geeignet sind.

Meine Favoriten sind Eisenoxid, Micas-Glimmerpulver und Spirulina Algenpulver, mit allen erzielt man kräftige Farben.

Mit Heilerden, die es je nach Mineralienzusammensetzung in mehreren Farben gibt, erreicht man Pastelltöne.

Es gibt mittlerweile gute Shops, die auf Seifenzutaten ausgerichtet sind. Neuerdings bevorzuge ich Flüssigfarbe aus dem Konditoreibedarf. Diese Lebensmittelfarben sind tropfenweise perfekt dosierbar, sie halten eine Verseifung mit Lauge gut aus und verbleichen nicht.

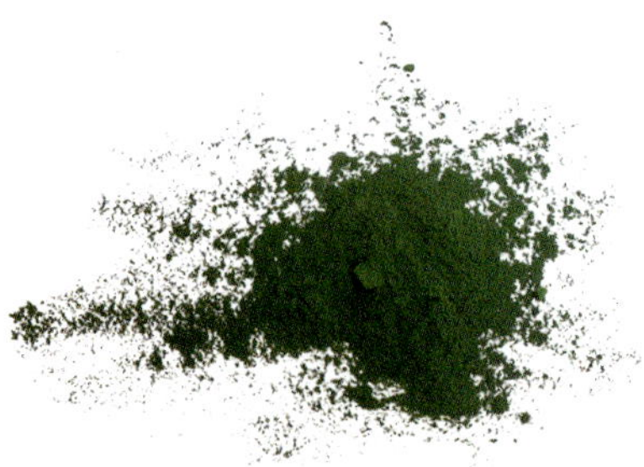

Folgende DIY-Variante eignet sich für ein natürliches Grün:
Nimm getrocknete Blätter von Petersilie, Brennnessel oder Spinat und mahle sie zu feinstem Pulver. Grobe Teile können ausgesiebt und nochmals gemahlen werden.

Mit derselben Methode können aus getrockneten Ringelblumenblüten ein gelbes und ein oranges Blütenpulver erzeugt werden.

Gut geeignet sind Gewürzpulver aus dem Küchenkastl – probiere Kurkuma, Zimt und Paprika.

Weitere natürliche Farben können mit Zutaten aus pflanzlichen Rohstoffen erzeugt werden, hier möchte ich Alkannawurzel, Annattosamen, Indigo, Sanddornfruchtfleischöl und Kakaopulver nennen.

Um einen Seifenleim weiß zu färben, wurde bisher stets Titandioxid erwähnt. Dieses mineralische Farbpigment funktioniert wirklich gut, ist jedoch nicht immer erwünscht. Um meine Seifen so natürlich wie möglich zu sieden, versuche ich mittels ausgesuchter heller Öle und Fette eine weiße bis cremefarbige Seife zu erzeugen. Dann erübrigt sich die Zugabe von Titandioxid.

Rezeptindex

freya BUCHTIPPS

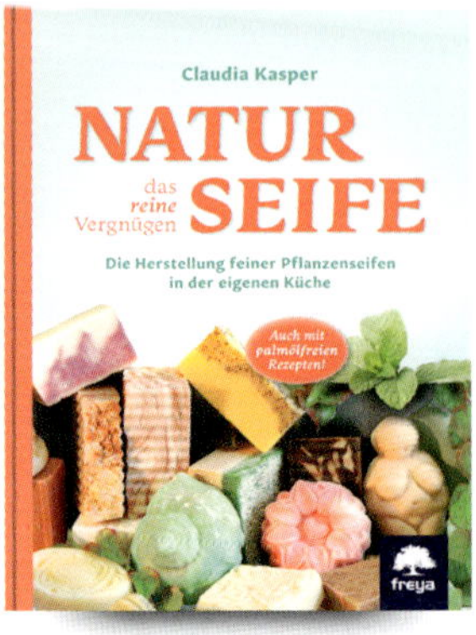

Claudia Kasper

Naturseife, das reine Vergnügen

Die Herstellung feiner Pflanzenseifen in der eigenen Küche

Die Kunst der Seifensiederei gibt es schon seit Tausenden von Jahren. Moderne, handgemachte Naturseifen bestehen aus feinen Pflanzenölen wie Olivenöl, Mandelöl, Kokosöl. Verseift werden die Öle mit einer starken Lauge (NaOH). Mit ein wenig Planung und einer guten Waage ist die Herstellung eines duftenden, handgemachten Seifenblocks in der eigenen Küche keine Hexerei.

Zu den 100 Seifenrezepten gibt es interessante Zusatzinformationen, moderne Herstellungsweisen, aber auch Herstellungsmethoden der Vergangenheit. Einsatz von Küchengeräten, Herstellung von Seifen-models, Formen und Farben.

ISBN 978-3-902540-10-2

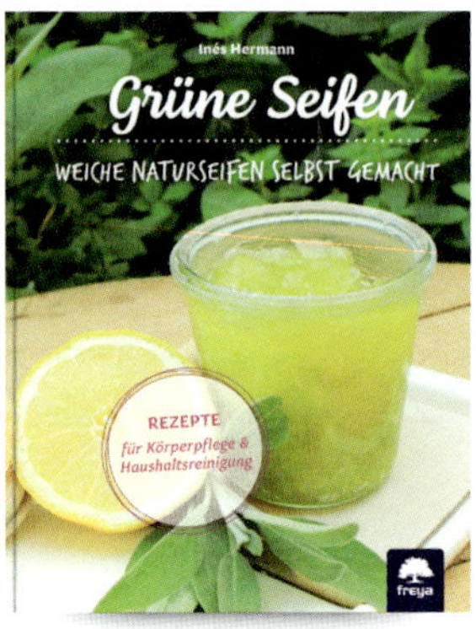

Inés Hermann

Grüne Seifen

Weiche Naturseifen selbst gemacht

Die Autorin erklärt, wie aus hochwertigen Pflanzenölen, Kräutern und ätherischen Ölen wertvolle Naturseifen hergestellt werden können. Dann geht's in die Praxis: Mit genauer Schritt-für-Schritt-Anleitung für die selbst gemachte weiche Seife.

Mit zahlreichen Rezepten und neuen Ideen für Haushalt, Haarpflege, sanfte Körper- und Gesichtsreinigung, Rasur und Zahnpflege. Von der Lavendel-Salbei-Zahnseife bis zum Hanf-Brennnessel-Shampoo können auch Anfänger umweltfreundliche, unverpackte Produkte ohne fragwürdige Inhaltsstoffe sieden.

ISBN 978-3-99025-505-6

Bildnachweise: Adobe Stock ©: KERN: SweetRenie Wasserfarbenhintergrund / dariaustiugova (Watercolorillustration Geranie S. 4, 23, 27, 31, 33 / Marek Gottschalk (Kräutertopf) S. 5, 36 / denira (Orangenblüte) S. 5, 59 / M.studio (Beeren) S. 6, 77 / olgakibec (Rosenblätter) S. 6, 103 / Rawpixel.com (Sprechblasen) / nexusseven S. 14 / winston S. 17 / Pixel-Shot S. 18 / akulamatiau S. 19 / New Africa S. 20, 78, 113 / cynoclub S. 28 / emuck S. 34 / Nenov Brothers (Freisteller Geranium) S. 38 / sutichak (Freisteller Rose) S. 39 / saras66 (Freisteller Flieder) S. 40 / ReyesPhoto S.42 / DBPics S. 44 / voren1 (Freisteller Schafgarbe) S. 47 / nipaporn S. 50 / gitusik S. 53 / Simic Vojislav (Freisteller Veilchen) S. 56 / Oksana S. 60 / Sonja Birkelbach S. 61 / Valentina R. (Freisteller Kakao) S. 62 / rainbow33 S. 66 / Dionisvera (Freisteller Mandel) S. 67 / Milan Noga reco S. 74 / TwilightArtPictures (Freisteller Disteln) S. 80 / mates S. 83 / barkstudio S. 85 / uckyo S. 86 / ExQuisine S. 96 / womue S. 101 / boonchuay1970 S. 107 / Scisetti Alfio (Freisteller Brennnessel) S. 108 / Katerina Schneider S. 124 / Elena S. 174